U0081307

保健食品新革命

奈米口溶薄膜產品驚人功效，
改善人類生活方式

Nano Absorption

Our Patented Delivery System
Brings a New Level of Effectiveness

Brooks Kimball Yates
布魯克斯・王俊涵・江晃榮 著

推薦序
「生活型態不良症」是影響健康的重要因素

現代人往往因生活型態忙碌，常導致包括：（一）用餐不定時及錯誤飲食，（二）缺乏運動，（三）精神緊張及睡眠品質差等不健康的生活習慣；這些因素長期下來容易導致肥胖、高血壓、糖尿病及癌症等各種慢性疾病的發生，而且發生年齡有越來越年輕化的趨勢。

世界衛生組織（WHO）建議，每週應至少進行75分鐘的高強度運動如：跑步、游泳、球類運動、快速騎腳踏車；或150分鐘的中強度運動如：快走、跳舞。每個人應該選擇自己喜歡的運動項目，來保持運動熱忱並養成習慣持之以恆，讓運動變成生活的一部分。

生活型態醫學是一種以實證醫學為基礎，透過養成良好的生活型態，包括健康飲食、規律運動、改善睡眠、釋放壓力、避免有害物質，來達到保健養生的效果。

膠原蛋白（collagen）是人體的一種非常重要的蛋白質，主要存在於結締組織中。膠原蛋白的功效包含形成韌帶、肌腱和軟骨等結構，可以提供支撐和彈性，使關節和骨骼更加穩定，膠原蛋白也是細胞外基質的主要組成成分。

軟骨細胞+白藜蘆醇+NMN，研究顯示調控Sirtuin 2基因可延緩酵母菌老化及延長其壽命。在人類細胞實驗中也有類似的發現，研究證據顯示SIRTI（哺乳類動物中的Situin基因）能防止細胞凋亡，抑制發炎，減緩細胞老化作用。NAD+作為輔醇可大幅提提昇Sirt（長壽基因，長壽蛋白）的基因表現，而NMN即是NAD+的主要來源，研究顯示白藜蘆醇可提升NMN轉化為NAD+，進而提昇SIRTI的效果達五倍。

養成健康飲食定時定量，且營養均衡的好習慣是保健養生的首要項目，忙碌的現代人也可以補充營養素來補足身體營養不均的狀況，本書對現代人最需要的營養素，及其作用機轉有詳細的敘述及解說，值得推薦作為養生保健之參考。

前高雄大學醫學院院長

田英俊

兒童醫療的守護者——田英俊

高雄醫學院田英俊院長榮獲第八屆臺灣兒童醫療貢獻獎「焦點貢獻獎」殊榮，投入兒童骨科醫療多年，專注於兒童骨折、骨科先天缺陷治療，並積極參與脊髓肌肉萎縮症跨領域治療團隊的醫療工作。

本文出自：高雄醫學院官網〈病童身上看見希望　小兒骨科醫師田英俊獲兒童醫療貢獻獎〉【系列報導】

❖ 田院長 38 年從醫歷程

田英俊院長曾到加拿大及美國、奧地利參訪及研習。

1991 年美國耶魯大學附設兒童醫院研習多節脊椎矯正及融合手術，並引進國內應用在患有脊髓肌肉萎縮症及肌失養症的病童。

1995 年遠赴奧地利研習，引進國內第一個新生兒髖關節脫位超音波篩檢技術。

1998 年田教授研發「圓穹型切骨矯正手術」獲得國家品質獎 SNQ 標章肯定。

2000 年起田教授研發「圓穹型切骨矯正手術」陸續受國際骨科期刊好評，並獲骨科教科書引用，是現今臨床上治療肱骨骨折的常見方法。

推薦序
口溶薄膜符合當今潮流，走在未來社會的趨勢

所謂的「口溶薄膜」可說是一種口溶錠（orally disintegrating tablets）的概念，而藥物中的口溶錠；依美國藥品評估暨研究中心（Center for Drug Evaluation and Research）之定義如右：為放置舌尖數秒內可快速崩散（disintegrate）之含藥固體劑型；這種「口溶薄膜」或稱口溶錠具有的特色為投藥時不需配合飲水，只要將「口溶薄膜」含在口腔舌尖上即可將「口溶薄膜」中的成份快速釋放進入人體的體循環血液中，可以快速產生成份對身體的作用。由於這種由口腔吸收直接進入體循環血液中，較經由口服吸收會受肝臟代謝後再進入體循環血液中，這種「口溶薄膜」中的成份進入體循環血液中展現作用自然較多，所以說有相同成份和含量的「口溶薄膜」和錠劑來比較，「口溶薄膜」產生成份作用快且作用時間較久。

另外，這種「口溶薄膜」特別適合吞嚥困難的民眾，而發生吞嚥困難的民眾中又以老年、重病或牙口不好的民眾為主，這群民眾又常常需要保健產品。一般來說，溶液劑和錠劑較適合中年民眾使用，溶液劑本體較重不方便攜帶、而

錠劑雖較輕盈但仍需要方便取得飲用水來服用，所以在旅行時，這種「口溶薄膜」是最容易方便携帶和方便服用。

目前台灣少子化、高齡化的趨勢難以逆轉，國發會公布最新人口推估報告，預估2025年台灣就會進入超高齡社會；即每5人有1位是65歲以上老人；65歲以上老人會因心臟疾病和腎臟疾病而需要限制水分的攝取，當醫師囑附指示要控制水份（限水），即計劃性控制水份的飲用量，其適用對象例如：心臟衰竭、腎臟病。其中有關心臟衰竭方面，2020年有報導指出「台灣360萬的老年人口中，預計有高達36萬位心臟衰竭患者，而且隨台灣的老年人口持續增加，心臟衰竭對於台灣國民健康的威脅也隨之遞增。」，而腎臟病方面：台灣腎臟醫學會《2021腎病年報》指出，「台灣罹患腎臟病人口約12%」。綜合上述心臟衰竭和腎臟病在台灣的盛行率，我們不難看出當今台灣人民將有一部分可能會被醫囑指示控制水份。未來二年後，2025年台灣就將會進入超高齡社會，老人將佔20%，而這種「口溶薄膜」保健產品最適合需限水分攝取的民眾使用，因此Pur30產品的研發是符合當今潮流及未來超高齡社會趨勢的。

高雄大學醫學院藥學博士

吳信昇　教授

推薦序

現代人健康意識抬頭，在面對高齡社會日益增多的慢性病防治上，大家已經意識到預防的重要性，然而現今醫療的進步與網路健康資訊的氾濫下，並未見慢性病患就醫人數的減少，我分析導致這個社會現象是肇因於「不知道與做不到」。

一般人容易犯的健康上的「不知道」有四點：

1、不知道影響健康的完整面向（健康只做半套）；

2、不知道自己每天反複的錯待身體（生活習慣病）；

3、不知道自己健康的嚴重性（自我感覺良好）；

4、不知道運用新科技工具（沒學習）。

健康上的「做不到」是指，理論上日常生活中必須落實的健康項目，在實際生活上，很難做得很到位。因此，「不知道與做不到」凸顯出健康管理的必要性。依據多年在大學教授「抗老化健康管理與諮詢」課程的教學理念，我主張預防慢性病的健康管理，需要包含四大主軸：排毒、保護、營養與經絡疏通，才能有效迅速的處理亞健康的問題。

然而科技長足進步之下，人們對健康的需求，已經不止於預防疾病的產生，更要求能夠抗老、凍齡、甚至返老還童。在過去，要解決「長生、不老」的健康問題，需要瓶瓶罐罐的補充，琳瑯滿目的養生食品，讓人摸不著頭緒，不知如何使用。再加上營養食品的劑型，長年以來都沒有大幅的改良，沒辦法在生物可用率上做很大的改進。人們天天大把大把的使用健康食品，常常是無效吸收，不只浪費金錢，還造成身體很大的負擔。

本書介紹了最新的改善保養食品生物可用率的奈米口溶薄膜劑型，可直接由舌下或口腔黏膜吸收，吸收率可高達百分之八十以上，比須經腸胃吸收的錠劑、膠囊等超出11倍。科技的進步，讓人們從此以後，保健食品不再需要瓶瓶罐罐，真是現代人的一大福音。再者口溶薄膜劑型奈米技術的運用，更大大的縮短了吸收的時間，這種快速吸收的劑型，運用在現代抗老化新寵兒NMN的轉化為有效活性NAD+上，凸顯了絕對的優勢。

本書還介紹了滿足現代人的能量活力、安眠解壓、免疫保護、漂亮年輕及護眼保養的五大營養需求，所需的高純度天然植物成分活性，在奈米口溶薄膜劑型的運用，讓讀者能在營養品的使用上變得輕鬆、簡單、容易。

要達到有效率的健康管理，知道如何運用新科技的工具與產品，學習是必要的。因此，不管你想要為自己的健康把關，或者你想成為健康管理的專業人才，本書都是值得推薦給你好好研習的一本好書，讓你在健康管理的保護、營養方面，建立既新又深的認知。

高雄大學醫學院藥學博士

池宇佳　教授

推薦序

現代人外食比例相當高，尤其年輕人，加上什麼都講求快速，所以速食、加工食品吃得多，更容易偏食營養不均衡，而中老年人怕胖或疾病及牙口不佳，吃不多，也容易營養不足，所以各年齡層都出現新型營養失調或隱性飢餓問題——其營養不均衡或營養不足過剩都是營養不良。尤其女性營養失調的比例高於男性，盛行率又隨著年齡增加遞增，所以不分年齡、性別，在每一餐的飲食當下都要思考一下：今天吃的食物營養有沒有「均衡」，才能杜絕營養失調，健康才不會出現隱憂。

情緒不穩、心情不佳、腸胃功能不佳都是營養不良的跡象，現代人營養不良很常見，加上工作及環境污染……等的生活壓力，幾乎每個人多多少少都有亞健康的問題。

隨著現代科學研究及生物科技的不斷發展，日新月異的新技術被利用，變革著人類的種種。營養物質人類食用食物透過人體消化系統的分解才能吸收，但如果有消化系統不良者的吸收大大打折，今有技術奈米口溶薄膜產品卻辦到了將營養物奈米化，30秒後就能立即進入血液循環送至全身吸收，改善口服吸收，提高生物利用度，提高患者的服藥意願，如此一來，還可避免肝臟、胃腸道、酵素的破壞，增強效果；也避免了肝腎的代謝物，造成對肝腎的損傷。這樣的製程技術確保有用成分百分百吸收，這是新時代的革命，也是改變亞健康問題的福音，產品具快速、簡易、而且因體積小而薄，無論攜帶或運輸都極方便，真是人類的一大福音。

本書提供相關知識保健食品的歷程及提供多種現代人需要的重要的營養素資訊，讓讀者瞭解更多營養素並擁有健康的身體。

高雄大學醫學院藥學博士

溫燕霞　教授

推薦序

站在病人的立場，只要對病人的治療有正面的結果，都是好的醫療。

營養醫學正是整合醫療的一環，營養醫學的英文為NUTRACEUTICAL，就是NUTRITION（營養）加上PHARMACEUTICAL（藥用學）。近年來的趨勢是以營養素取代藥物來治療疾病的相關醫學；或許和正統西醫將疾病的治療重點換在個別症狀上有所不同，但目標卻是一致的，都是要讓病人早日恢復健康。

很多癌症病患是餓死，而不是病死的。因為在治療過程中會帶來一些副作用，造成患者進食困難和營養狀況不佳，導致在極短時間內，體重遽降，免疫力減弱。

營養學在整合醫療INTEGRATIVE MEDICIN E中扮演不可或缺的角色。費利斯博士（Dr. De Felice）首先將營養醫學定義為「食物或是食物部分物質，可用來提供疾病的預防或是治療，以達到健康促進的學問。」之後又提出營養醫學NUTRACEUTICAL這個新名詞，以營養素與藥物一起治療疾病。微量營養素介入治療的研究與應用，已在美國、歐洲和日本蓬勃發展，而國內的醫療界對此卻仍在萌芽階段，仍有諸多的懷疑。

雖然臺灣的醫院、醫學院和健保體制，不知何時才要納入這些新的醫療專業，但是對健康有迫切需求的民眾，知道這些新的專業可以帶來希望，寧願在健保完全不補助的情況之下，花費昂貴的代價，找尋擅長功能性醫學和自然醫學的醫師，或是自行購買營養補充品。

運用西藥，的確可以有效地將許多症狀控制住，卻常常無法徹底消除患者的病根。卻不知道原來營養素的不平衡，才是現代許多疾病的根本原因。

許多人都有吃健康食品的習慣，卻可能有錯誤的觀念而不自知，例如以為只要吃魚油就可以保養心血管，卻不知道若是長期吃合成型的魚油，可能造成脂肪肝。因為缺乏專業的知識和管道，讓很多人從此「因噎癈食」，再也不敢吃營養補充品。

2002年科學家很訝異的發現，我們的DNA中僅2%帶有基因（可以轉譯出蛋白質），剩下的98%是不直接帶有訊息的（不能轉譯出蛋白質）。DN A外的結構跟生化變化，也就是「外基因」，會影響基因的開啟跟關閉，更重要的是它還有遺傳性（過去以為DN A是唯一的遺傳材料）。人類的DNA就跟環境一樣是動態的，並非不可變動的。可變動的外基因可以調節不可變動的基因，使得我們的生理運作可以符合環境的需求。更進一步來說，原來原來外環境的毒素不但影響到身體的健康，更會改變我們身體基因，造成DNA的受損，並遺傳給下一代，影響到下一代的健康。

過去兩百年之間，地球生態已經被人為破壞殆盡，因此產生了劇烈的改變，使得我們暴露在有毒環境中而無法自保。如今，我們每天暴露在有毒環境中，身體根本無法應付與處理這麼多的毒素，導致癌症、過敏、糖尿病、呼吸疾病、心血管疾病，以及其他疾病層出不窮，令人應接不暇。

所以本書在開始的第一章就提出外環境有哪些因素會影響到身體的健康，讓我們能夠優先排除外環境的毒素，以免造成DNA的損害並遺傳給下一代。基於調解DNA最有效的東西，就是營養素。本書在第四章就依功能性，詳述各種營養素的成分、功能與應用，方便讀者能夠用最簡單方法，找到自己所需要的營養素。

醫學之父希波克拉底在兩千多年前就告訴我們「讓食物成為你的藥物，你的藥物就是你的食物。」如今已經逐漸成為主流醫學了。本書提供營養素對忙碌現代人的重要，透過營養療法維持身體機能，增進身體健康。

廈門大學EDP特聘教授

陳君邁

作者序

我是Brooks Yates，當這本書到達您手中時，我希望與您分享的旅程是一個充滿感激和希望的旅程一個轉變的故事，它源於對滋養我們身體的深切熱愛和對改變許多人生活的渴望。

我一直對生活充滿熱情。但小時候，我罹患過嬰兒關節炎。情況嚴重要我的父母擔心我可能永遠不能正確行走，更不用說可以跑步。自那時以來，我一直鍛煉保持運動並服用營養食品；我持續踢足球，在高中時期我們的球隊經過努力的訓練最後贏得州冠軍。當我的第一個孩子大約八歲時，我們發現他和我有同樣的問題，我們只想要最好的營養食品。

我和我的妻子一直非常關心我們吃進身體裡的東西。然而，當談到營養補充品時，多數人是盲目相信似乎是常態。很多時候，有些公司故意混淆其製程和配方，使客戶蒙在鼓裡。我們看到改變的必要性，解決方案也變得顯而易見就是去除不必要的成分，並以最佳形式提供營養食品。

我們經常遇到的主要問題是所謂的「藥丸疲勞」；看到廚房檯面上擺滿無數的營養食品的瓶罐，經過多年服用藥片後，疲勞開始出現，也發現有些人對吞嚥藥片和膠囊非常反感，以至於完全拒絕膳食補充的營養食品，從而可能犧牲生活質量和壽命。

這種認知下激發了尋找更好的解決方法的追求，一種符合我們享受食用、咀嚼和吞嚥食物的簡單行為－傾向自然的食用方法。我們應該從食物中獲取維持生命的營養，不是嗎？然而，由於我們忙碌的生活，花在交通上的時間比在廚房裡的時間還多，說起來容易做起來難。

因此，一個革命性的產品理念的種子就這樣播下，它將改變我們保養自己身體的方式。我們想要快速見效，可以舌下吸收並隨身攜帶的營養食品。薄膜狀加上納米技術似乎是答案，事實證明它是營養學的「聖杯」；讓營養食品帶來深刻的轉變，我們希望它對您也有同樣的作用。

美國猶他州的科學家在實驗室找到最佳解決方案，我們致力於小分子納米級的營養素，從而使營養素對身體有效性增加成為可能。這一發現，加上我們對創造更健康世界的熱情，使我們走在最新傳遞技術領域的最前沿。

對於提供最佳傳遞的營養食品的旅程，源於對生活的終生熱情和克服逆境的決心。我年輕時曾與嬰兒關節炎作鬥爭，我擁抱積極的生活方式及補充營養素，保持運動並在競技足球中贏得州冠軍。作為一名家長，我只想為自己的孩子提供最好的營養，這促使我肩負起打造一個我可以全心信賴的品牌的使命。

我們堅信更好的健康始於更好的成分，並且我們致力於提供更快的結果。與我們一起，您將確切地知道所有東西從何而來以及為何存在。我們提倡純淨的成分和更快、更切實的效益。

因此，當您與我一起踏上這段旅程時，我邀請您見證激情、感激和希望給我們生活帶來的轉變。讓我們一起擁抱滋養身體的喜悅，珍惜健康的禮物，並發現一條更光明、更充實的前進道路。

懷著衷心的感激和堅定的希望

Brooks Yates

作者序

根據全球的一項調查指出，有75%以上的人群處在亞健康的狀態就是身體介於健康與疾病之間；從體檢數值上無典型病理特徵，但身體活力降低，功能減退。生活忙碌造成不良的生活習慣也容易讓身體成為亞健康或慢性病的高危險群，除改善生活習慣外，補充營養食品也是保養身體便利的方式之一。

自古以來預防疾病，注重養生以保持健康，在黃帝內經中「治未病」的未病先防概念；現代人更是注重身體保養與健康，高齡化社會及新冠疫情也推動民眾對健康意識提升，追求健康的趨勢，營養保健食品也成為生活中的必需品，消費者對於保健知識需求也增加。

美國猶他州在全球生命科學產業擁有強大生態系統包含有醫療技術、先進診斷和生物製藥和開創性療法，產品研發及製造和行銷居全球領先地位。猶他州是全球大型營養食品公司的重鎮，擁有最新傳遞薄膜技術的產品有攜帶方便、便於食用及容易吸收的效益。

在眼科醫學會的調查中，受訪者有82%會覺得眼睛不適，其中最常見的就是眼睛疲勞（56.8%）與乾澀（41.9%），最主要原因就是受3C生活影響，長期過度使用這些電子產品，導致產生很多眼睛相關的健康問題。最新生物技術——葉黃素（Lute-Pur）對眼睛所需的營養素提共更好的選擇，來預防及保養眼睛避免造成黃斑部病變的狀況。

人們關注於保持青春美麗、維持健康，NMN的功效刊登在三大權威期刊Science、Nature、Cel1中，NMN可轉變成「NAD+」，「NAD+」是身體重要的輔酶，NAD+參與身體代謝循環，且NAD+隨著年紀的增長，NAD+會逐漸地流失，補充NMN是最佳方案。

現代人過多的外食及生活習慣，讓多數人營養失衡，本書提供給讀者藉由瞭解營養素進一步正確補充身體所需的營養，透過瞭解保健食品的演進及營養素最新傳遞技術來強化營養素的吸收率，達到提升身體的能量活力、調整體質、放鬆壓力、視野維護、保持青春美麗、NMN逆齡保養。

在後疫情時代及高齡化社會，補充營養品也是多數人的日常，食用營養食品之最終目的，在於回復及保持人體原有的自然平衡狀態，達成提昇健康的正面效益，瞭解如何補充營養素也是本書希望提供給讀者健康意見的參考，讓讀者有正確營養觀念，邁向健康人生，迎向健康美麗。

王俊涵

2023年7月19日

作者序
科幻成真，即溶速吸收保健食品終於上市

我們常說「有夢想才有理想，有理想才能實現」；這個原則用在科學上也一樣行得通。很多發明或新發現的起源大多是懷疑或幻想，也就是所謂的「科幻」，之後才逐步落實。

譬如五百年前，假定有人倡言「未來可以乘坐鐵皮製造的物體飛上天空」，周遭的親朋好友一定會認為「癡人說夢」，甚至被批判為「頭腦有問題」；如今不但飛機成為越洋的主要交通工具，而且越來越大，種類、功能也越來越多，甚至可以自動導航、無人駕駛，這是當初根本想像不到的。

又如古人認為鐵比水重，鐵製品絕對無法浮在水面，所以從前的船隻都以木頭為材料。如今不但整艘軍艦都以厚厚的鋼片建造，還可以製成潛水艇，在水面下潛行數十公里而無人知曉。

可見科幻看似天馬行空，其實並非一無是處。有些科幻產品可能由觀察自然界的生物而來，但並不是所有自然界的現象都可以成為科技產物。例如人類因為觀察到蜻蜓的身體構造與飛行技巧，因而發明了直昇機；但模仿蜜蜂

的身體構造時卻飛不起來，更別說像蜜蜂的行動那麼靈活、敏捷。因為依照現今的科學理論，蜜蜂的頭、翅膀造型與身體不成比例，根本飛不起來；奇怪的是蜂類已經以牠們頭大、身大、翅膀小的獨特造型，在地球上生存了幾千萬年。顯然科學理論並不是永遠都對，而是一步步發展、修正而來。

現在雖然科學發達，但還是有很多現象無法解釋，例如人類的七情六欲或宇宙能量等等，我們不能因為物質化的現代科學無法解釋未知的宇宙神秘現象，就說那是假的、是科幻情節或不科學；同樣的，我們也不能因為現在解不開謎題而不去追求真理；更不能因為擔心受到質疑與批判，而不敢提出新觀念、新做法，因為真理愈辯愈明，發現問題才會努力去找答案，使夢想變成理想。

目前追求養生保健蔚為風潮，保健食品種類很多，但都是以傳統方式上市，也就是依循教科書所寫，吃下肚後按照一般消化方式幾小時後才能吸收送至全身，20年前若有人說有保健食品放入口中即時傳至全身，一定會遭嘲笑說是科幻情節不足取。

但這項科幻已成真，這種產品已上市，堪稱保健食品界新革命。

本書就是依此趨勢發展編寫的，期待新觀念能對社會大眾有幫助，是幸！

江晃榮序於台北

2023 年 7 月 19 日

目　次

附錄

第一章

服用保健食品的理由

一、您需要服用保健食品：大多數人均位於亞健康或不健康狀態——文明病、疾病前兆

1962年美國出版一本書叫寂靜的春天（*Silent Spring*），這是一本引發全世界環境保護事件的書，作者是美國海洋生物學學家雷契爾•卡森（Rachel Carson）。

卡森在書中詳細描述了殺蟲劑特別是滴滴涕（DDT）對野生生物的危害，尤其是造成鳥類滅絕的主要元凶。這本書甚至在沒有正式出版前就倍受攻擊，美國農業部和殺蟲劑生產商攻擊卡森是「一位歇斯底里的女人」，但這本書很快引起民眾及輿論的注意，成為美國當時的暢銷書，並使得美國政府對危害生物殺蟲劑毒物進行調查，成立環境保護局，各州立法規定禁止生產和使用滴滴涕。

這本書所談的內容，在六十多年後的今天不僅沒改善，人類卻使地球的污染更加嚴重。

書中第一章中就明白提到明日的寓言，原本在美國中西部有一個小鎮，一整年都有賞心悅目的花朵，悅耳的鳥叫聲，但是突然的瘟疫怪病改變了一切，變得相當寂靜，生機殆盡。這不是來自敵人的陰謀狡詐，而是人類自己所造的孽。

人類的出現，改變了世界的本質，地球上的生物是經過

長久的時間適應才與環境達到平衡的。但是隨著人類的自私與輕率不斷的造出了許多自然界所沒有的東西，例如：殺蟲劑的濫用，改變了生物的生存，也改變人類生存的環境。人是否應該在完全了解事實後果，再決定使用這些有毒的化學物品？殺蟲劑除了可以將想殺的蟲子殺死之外，還對其它的生物產生什麼影響，對人類生存的環境有什麼影響，這些都應該仔細考慮！不幸的是人類對有害毒物具有驚人的容忍度，竟坐視其不斷氾濫。

DDT發明後，由於除蟲效果顯著，於是立即被大量的使用，除了除蟲劑的出現，也出現了除草劑及其他化學合成農藥。在害蟲產生抗藥性後，用量也就隨之愈來愈大，人類因而得使用更具毒性的「阿特靈」、「茵特靈」、「巴拉松」等。雖然蟲子殺死了，化學劑量也隨之儲存在人體中，最後，人類自己莫名其妙發病，受到的傷害難以估計。

在大自然的資源中，水最為珍貴，但是因為使用了大量的化學噴劑，工廠排放工業廢水而污染了我們人類所需要的水資源。土地所使用的有毒物質，滲入地下水，於是毒物流佈更廣。人類吃了河中受污染的魚、飲用了有害的水，健康自然就會惡化。

土壤是地球上每一物種所賴以生存空間。農作物藉由土壤中死去的生物分解產生的養份來成長，生物與土壤的關係是息息相關的。但是，由於人類對土地的忽視，在過度的使用化學噴劑後，破壞了土地，土壤因酸化不再具有植物生長的養分，即使不用化學藥劑的土地也因土壤間的間隙、藉著水的流動，別處受污染的土地會帶來毒物，於是生物間的平衡也就間接被破壞了。

水、土壤和植物構成了地球上主要環境生態，也形成供養動植物的世界。但是，人類總是忽略其他物種的生存意義。也由於人們的無知，只為滿足人類無止盡的需求，凡是對人無明顯價值的物種就可以隨欲地消除它。一種植物的消失，連帶其它物種的消逝，其關連是緊密異常的。如果不顧其他生物的不同價值，只求除之而後快，這種做法必定導致不良的後果，地球上所有的生物都是改變自己來適應環境，唯一例外的是人類，是藉由改變生態，破壞環境來調適自己，人類其實是地球上所有生物最自私的，沒資格自認高等。

在人類使用化學噴劑後總是短視的以為已經達到了所要的目的，卻從沒有進一步想到後果。殺蟲劑的毒性是沒有選擇性的，它並不只殺害昆蟲而已，只要接觸到，都會有相當程度的影響。當對農地進行農藥的噴撒，在農地中生存的生物都會因噴劑的毒性而受傷害，而且土壤中維持生態平衡的有益微生物首當其衝，甚至連家裡所養的寵物走過會受傷害，人本身一接近當然也受到毒害。

在噴撒過化學藥劑後，鳥類受到了很大的影響，鳥類快速死亡，不孕，消失。有毒的土壤影響了生存其中的昆蟲，而鳥類的食物又是來自這些受過毒害的昆蟲，等於是將毒藥直接送入口中。化學藥劑不僅傷害植物，影響昆蟲，也對鳥類的生殖能力造成傷害，沒有辦法順利的繁衍下一代，於是能聽到鳥兒的歌聲的機會逐漸減少。

人類噴撒大量的DDT來對付昆蟲，當這些噴劑滲透入河流中，破壞了河流中所有生物的生存環境，也殘殺了這些生物的生命。噴殺蟲劑，使得溪中微生物，魚類，特別是鮭魚的大批死亡，而害蟲並未獲得理想的控制。生物的減少，造成了河水成為死水。

飛機由空中噴藥的可怕後果，在藥物降落的範圍內所有的生物及自然環境都成為受害者，當然人類也不例外。美國為了消除惱人的毒蛾與火蟻，使用了空中噴撒藥劑，這些藥劑循著風，飄到了其它的地方，造成了廣大區域的受害，包括昆蟲、雞群及牛隻在內。

人們生活周遭環境中充滿了各種毒物，包括殺蟲劑、除草劑，甚至清潔劑等，人類生活在毒物包圍的環境中，食物鏈中的動物、蔬果，庭園，等四處充斥毒物。食物的污染也影響了人類的健康，人類必須由此一惡夢中跳脫出來才行。

化學合成藥劑造成人類的疾病、或死亡，這類情形在以往醫學的文獻中是非常的普遍。殺蟲劑對人體健康的危害，多貯積在脂肪中，破壞肝、腎的功能，並使神經受損。為了能暫時消滅少量昆蟲，人類竟然必須付出這麼昂貴的代價，如果繼續的使用這些化學物質，人類還會需要繼續的付出難以想像的代價。

農藥的成份會減低生物細胞中含氧量，器官組織、細胞、肌肉受損，難以正常運作，甚至生殖細胞因含過多的毒物，細胞的有絲分裂功能受創，染色體蒙受深度破壞（如突變、加倍、不規則等）而無法生長茁壯，以致於產生突變而夭折。「一扇窄窗，隔著距離從那裡望出去，只能看到一道窄小的光，但愈走近窗子，視野便會愈寬廣，最後就可以從同樣這一道窗子看到寬廣空間。」所以，唯有集中注意力，由大處著眼小處著手，先觀察身體的細胞，然後是細胞微小的構造，最後是這些構造裡每個分子的反應，這樣才能了解把化學物質帶進體內，會有多嚴重的後果。

人類最大死因是「癌症」，這是人類接觸到太多的致癌物質所造成，在十九世紀以前已經知道有六種的工業致癌物。農藥中的「砷」是其中一種，不單危害人類，動物也難倖免，任何突變都是癌症的潛在原因，農藥無疑是此種突變的誘起劑。到了二十世紀，人們更造出了無數新的致癌物質，並且也普遍進入一般大眾的日常生活中。

人類使用的化學藥劑，造成了生態的不平衡，而大自然則以反撲的力道展現其無法抗拒的平衡方式。防治蟲害的方法，真正有效的是運用自然，而非人為方式。人類若再加重劑量，後果是不堪設想的；就算殺死主要害蟲，可能使另一種害蟲在無天敵的情形下，繁殖迅速，農業的損失將難以估計。使用殺蟲劑不一定會殺死主要蟲害，可能使之逃往更廣闊的繁殖地，結果造成災區的擴大。

害蟲抵抗噴藥毒性的能力隨著適者生存的演化律而更形強悍：許多的昆蟲對於這些化學藥劑已產生了抗藥性，昆蟲親代藉著遺傳，讓下一代有著更強壯的特質，而不可避免的，如果要消除它們，必須使用威力更強的化學藥劑，但愈用後果就會愈糟糕，只要經過幾代的遺傳，全部都會有更強的抗藥性，這是一個惡性的循環。人類使用農藥的結果是情況更糟，能抵抗農藥的昆蟲種類數成倍數增加。控制自然的有效辦法不是使用暴力，化學藥品使用前應先經過仔細的試驗，使用殺蟲劑作為防治武器是人類知識不足及無能的結果。

對付人類厭惡的昆蟲，有其它不僅能夠除蟲也能兼顧地球生態的方法，但需要時間進行試驗。要找出能跟大自然和平共存最好的方法，生物防治法是我們可選擇的解決途徑之一，例如：雄性不孕症、天敵、毒蛾引誘劑、微生物殺蟲劑、使昆蟲染病及在森林中利用捕食及寄生蟲等。

「防止昆蟲過度繁殖，以致危害其它生物的唯一最主要方法，是使昆蟲本身進行自相殘殺的戰鬥。」

「人類必須改變世界觀，放棄人類至上的觀念，並且要從自然環境的狀況中，找尋較經濟的方式及方法去限制生物的繁殖。」也因為如此，人類就開始因污染而中毒，各種所謂文明病因而誕生，大多數人自己感到不舒服但卻檢查不到病因，這就是致病前兆不健康狀態，亦即「亞健康（sub-health）」。

亞健康是指處於健康與疾病之間，是非病也非健康的過渡狀態，亞健康，雖然還未患病，但已有某些患病危險因與傾向，具體表現是多為精神不振，頭昏失眠，心慌，焦慮等；生理上表現為疲勞易累、腰痛腿痛、經常感冒等。所以都需服用保健食品使亞健康重返健康。

二、亞健康或不健康原因：水質汙染

高空中的潔淨水降至地面前混入了空氣中的污染物，之後降至地面再度受到地面污染物破壞水結構，在人類飲用之前，水污染也是水品質惡化原因之一，水的品質直接影響人類的健康，並破壞了水的原始結構。

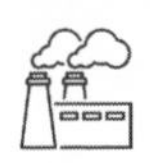

隨著人口增加，人為的污染物造成水源的水質惡化。目前數十億人面臨最嚴重的問題就是如何持續供給乾淨的水，不受污染、不會致病。

水質量測標準有生物、化學、物理。水質惡化的判斷是根據將要使用的水偏離了正常規範，影響公眾健康和生態。從公眾健康和生態的觀點來看，污染物是經過證明，超過一定量就會對生物（對人有益的）造成傷害。因此，過量的重金屬、某些放射性同位素、磷、氮、鈉和致病的細菌、病毒等，都是污染物。在有些時候，有些物質並非對全體有害，只是在某些部份算是污染物。例如，過量的鈉通常無害，但是有些人因為醫療緣故限制鹽分的攝取。

污染地表水和地下水的物質種類繁多。比較重要的有：需氧廢棄物、致病生物、營養鹽、石油、有害化學製品、重金屬、放射性物質及沈積物。分述於下：

❖ 1. 需氧廢棄物

生物體的有機物死後在河流中被細菌分解，此過程需要氧氣。如果細菌活動足夠，水中的氧氣會降低到魚類等生物無法生存的地步。沒有氧氣的河流是魚類的死亡之河，許多對人類有用的生物也會死絕。

用於細菌分解作用的氧氣量，稱為生化需氧量（BOD），常作為水質管理的權衡標準。生化需氧量是在20℃下經過5天，每公升消耗多少毫克的氧氣。生化需氧量高，表示在水中分解的有機物濃度很高。在河流中的有機物來自自然界（例如森林的落葉）、農業及城市廢水。河流約有33%的生化需氧量是來自農業活動，而城市也有可觀的生化需氧量進入河流；有下水道的地區，當洪水來臨時，進入處理廠的廢水超載，直接溢流進入河流，造成污染事件。

❖ 2. 致病生物

致病微生物是重要的生物污染物。人類因為飲水傳播的主要疾病有：霍亂、傷寒、肝炎及痢疾。由於致病生物難以直接偵測，所以用人類排泄物大腸菌的數量當作生物污染的指數以及微生物污染的標準。這些常見而多半無害的細菌，正常人腸內都有，在所有人為廢棄物中都有。

在過去，因為飲水傳染的流行病造成數以千計的人死亡。由於將廢水和飲用水分開，在飲用前加以處理，已經使得這些流行病大幅減低。但是，世界上其他地區還有數十億人（特別是貧窮國家）暴露在飲水傳染的疾病之中。例如在1990年代早期，霍亂在南美洲肆虐。即使先進國家也不敢對流行病掉以輕心。飲水傳播的疾病在地震、洪水和颶風（風暴）之後，特別值得注意，這些天災會造成污水管線損

害外流，污染水源。此時最好加水煮沸再飲用。

❖ 3. 營養鹽

人類活動釋放的營養鹽也可能造成水污染。兩種可能造成污染的元素是：磷和氮，來源是肥料、清潔劑及汙水處理廠的產物。河流中磷、氮的濃度與土地利用有關。林地的濃度最低；農業用地則最高，像是農場和牧場等。城市地區還會增加額外的磷和氮，尤其是在廢水處理廠將處理過的水排入河流、湖泊或海洋。這些處理廠再降低有機污染物和致病生物很有成效，但是沒有進一步處理水中的營養鹽。

水中高濃度的氮和磷通常會造成優養化。優養化的特徵是植物大量增生，尤其是藻類。淡水湖的藻花濃厚覆蓋水面，有時幾乎全部遮住陽光，使得底下的植物死亡。另外藻類分解時會降低水中的氧，魚類等水生動物也會死亡。

在海洋環境，岸邊水裡的營養鹽會造成海藻花，破碎之後堆積在海灘上，十分難以處理。熱帶地區的藻類還會傷害甚至殺死珊瑚。例如夏威夷的茂伊島，因為實施廢棄物海拋，加上農業逕流使得營養鹽進入近岸環境，造成優養化的問題。岸邊堆滿了惡臭的海藻，不但難聞，而且養出惱人的蚊蟲，最後嚇跑遊客。在水中，因為藻類覆蓋，導致珊瑚死亡。

❖ 4. 石油

石油流入地表水，通常是海洋，造成重大的污染問題。最大的漏油事件通常是海上油輪事故。軍事活動也成為另外一個海洋石油污染的來源。1991年波斯灣戰爭，大量的石油溢流進入這個脆弱的環境之中。這可能是世界最大的溢油事件，確定是最大的故意溢油事件。在陸地上的溢油也會造成嚴重的環境問題，例如1994年秋季在俄羅斯北部因為管線破裂所造成的事件，漏出的原油無數，據估計在400萬到8000萬加侖之間，污染土地和水源。由此可知：使用25至30年的管線十分脆弱，抗不住金屬疲勞和腐蝕。對這些老化系統定期檢查，修補或汰換破舊的管線，是解決漏油的最佳處理方法。

❖ 5. 毒性物質

許多物質進入地表水或地下水會毒害生物。有害化學製品是合成物質，包括有機，和無機化合物，對人類等生物有毒性。這些物質意外進入地表水和地下水，就會造成嚴重的污染。重金屬如鉛、汞、鋅及鎘，是危險的污染務，通常和自然沈積物堆積在河道的底部。如果重金屬堆積在泛濫平原，就會進入動植物體內，包括人類的糧食作物。假如溶解

在水中經過抽取提供農業或飲用，就會造成重金屬中毒。水中的放射性物質也是危險的污染物，特別是對長期暴露在低劑量放射性的人類、動植物造成的影響。

❖ 6. 沈積物

沈積物是由岩石和物質的碎屑所組成，大小從直徑小於2公釐的砂粒乃至粉砂、黏土，甚至更細的膠質。用體積來說沈積物是最大的污染物，其實並不很恰當。沈積物會減少土地資源（土壤），降低水資源的品質，把貧瘠的材料堆積在富庶的土地上。

❖ 7. 熱污染

熱污染是人為加熱的水造成，主要是工廠和發電廠放出的熱水。熱水會造成不少問題，即使只比周圍的水高個幾度，氧氣含量較少。熱水會讓水中的物種改變，增加討厭生物的繁殖速率，例如有些水生植物和魚類。但是反過來說，熱水也會吸引或讓經濟魚類存活下來，特別是在冬季。

威脅	來源	對健康和生態體系的傷害
農藥	農地、後院、高爾夫球場的逕流水滲入； 掩埋場的滲漏	有機氯會對野生動物的生殖和內分泌造成傷害； 有機磷和氨基甲酸酯會傷害神經系統及致癌。
硝酸鹽	肥料的逕流； 畜牧草地； 污染處理體系	減少氧進入腦部、嬰兒可能致死（藍嬰兒症候群）； 與消化道癌相關； 造成水藻類增生和優養化。
石油化學物質	地下儲油槽	苯類和其他一些化學物質可能致癌。
氯化有機溶劑	金屬和塑膠的去脂過程； 纖維清洗、電子和航空工業	與生殖傷害及一些癌症有關。
砷	自然存在； 過度抽取地下水和來自肥料的磷而增加溶出量	神經系統和肝臟的傷害； 皮膚癌。
其他重金屬	開礦和金屬廢料有害廢棄物的垃圾場	造成神經系統和腎臟的傷害； 新陳代謝的錯亂。
氟化物	自然存在	牙齒問題； 造成脊椎和骨骼的傷害。
鹽類	海水入侵	含鹽淡水無法飲用或灌溉。

三、亞健康或不健康原因：空氣汙染

煙霧（Smog，又稱霧霾）是一種由固體顆粒形成污染的通稱語，其核心物質是空氣中懸浮的灰塵顆粒，氣膠顆粒。霾中含有數百種大氣化學顆粒物質，近年來將水平能見度小於10公里時這種非水成物組成的氣溶膠系統造成的視程障礙稱為霾（Haze）或灰霾（Dust-haze），所造成的為害就叫霾害。空氣是指地球大氣層中的氣體混合。主要成分是78%的氮氣與21%氧氣、還有許多稀有氣體和雜質組成的混合物。空氣的成分不是很固定，隨著高度的改變、氣壓的改變，空氣的組成比例也會改變。但是長期以來人們一直認為空氣是一種單一的物質，直到法國科學家拉瓦錫以實驗首先得知空氣是有氧氣和氮氣組成的結論。19世紀末，科學家們又利用完整的實驗發現，空氣中還有氦、氬、氙等稀有氣體。在自然狀態下空氣是無味無臭的，所以一旦空氣中有致命污染物是難以察覺的，而呼吸是每個人生存所必需的，但呼吸也可能會有致命的危機呢！

空氣中的氧氣對於所有需氧生物來說是必須的。所有動物需要呼吸氧氣。此外，植物利用空氣中的二氧化碳進行光合作用，二氧化碳是近乎所有植物的唯一的碳的來源。

空氣污染指一些危害人體健康及周邊環境的物質在大氣層中所造成的現象。這些物質可能是氣體、固體或液體懸浮物等。人類日常呼吸的空氣，是由多種化學物質所組成，最普遍的元素是氮，其次是氧。

每種氣體的成份並不是固定的，會有輕微的轉變。如果空氣中的污染物數量少的話，對人體和環境的影響會比較輕微，但當這些污染物增加至危險的濃度，就要想辦法把他們從空氣裡消除。

空氣污染主要可以分為化學污染和生物污染兩部份。也有人把噪音、熱量、輻射和光的污染歸入廣義的空氣污染。

一般的空氣污染成因可以大致分為天然和人為兩種原因：

(1) 天然的空氣污染

- 火山活動
- 來自沙漠區或缺乏植被地區所刮起的風沙
- 來自動物排出的有毒氣體，如牛隻在消化完植物後所排放的甲烷氣體
- 山林失火所引起的煙

(2) 人為的空氣污染通常由於燃燒燃料引致，而這可能由下列各種活動引起

- 畜牧時所引起的沙塵或化學殘餘物
- 一般工業生產工廠

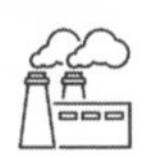

- 使用內燃機的車輛
- 燃燒煤炭起引起的污染
- 油漆或其他揮發性溶劑
- 氣溶膠

空氣污染的主要來源主要是由工業、汽車、家居及火山所造成的，而空氣中主要的污染物有氮氧化物（NO_x）、硫氧化物（SO_x）、一氧化碳、臭氧及光化學氧化物、總懸浮微粒及可吸入的懸浮微粒等。

氮氧化物主要來自於高溫燃燒，例如發電廠及汽車引擎的操作。其中一氧化氮是燃燒過程中產生的主要氮氧化物，可轉化為二氧化氮。二氧化氮是一種腐蝕性及氧化能力強的淺咖啡色氣體，濃度高時會有刺激性酸味。在陽光下二氧化氮可和活躍的有機化合物生成臭氧，因此二氧化氮是城市中生成光化學煙霧的主要成分。

二氧化硫則是一種無色、且活性甚強的氣體，在低濃度時無臭，但在濃度極高時卻有刺激性酸味。主要來源則是燃燒礦物燃料的發電廠及工業鍋爐。

一氧化碳是無色、無臭、無味的氣體，是碳在不完全燃燒的情況下產生的副產品。另外，工業程序也會增加一氧化碳污染濃度，但在大部分的市區，一氧化碳的主要來源則是汽車。

臭氧並非由市區或工業區某些特別工業程序所直接產生並排放在大氣中的，因此只能視為一種次生污染物，臭氧前趨物並非單一物質，而是為數眾多的揮發性有機物質（Volatile Organic Compounds，VOCs）臭氧及其他光化學氧化物，是由太陽的紫外光與氮氧化物產生光解作用而形成的，它們的生成與否和濃度高低與初生污染物種類及紫外線有直接關係。在揮發性有機化合物存在時，會產生高濃度的臭氧。

光化學性氧化物係經光化學反應所產生之強氧化性物質，如臭氧、過氧硝酸乙醯酯（PAN）等。（能將中性碘化鉀溶液游離出碘者為限，但不包括二氧化氮。）

臭氧的毒性是持續的，臭氧濃度越高、接觸時間越長及接觸臭氧時的活動量越劇烈，臭氧的影響會越嚴重。臭氧對呼吸系統的影響最大，它會刺激鼻部、咽喉及氣管的黏膜。接觸臭氧後的徵狀包括咳嗽、胸口疼痛、咽喉及眼睛刺痛。臭氧會使呼吸系統更容易受感染，嚴重者可能損害肺部的正常功能及引致呼吸系統發炎。一個健康的人在臭氧含量超逾空氣質素指標每立方米20微克的環境下，作短時間（1至2小時）劇烈運動，呼吸系統可能會感到不適；而在臭氧濃度較低的環境下，長時間（即6-8小時）進行一般的運動，

也會使人感到不適。至於呼吸系統敏感的人士，如哮喘病或呼吸系統疾病患者，更易受臭氧影響。其他光化學氧化劑也會刺激眼睛，例如：過氧化硝酸鹽類和甲醛等。

總懸浮微粒是以固體物質、液體點滴或凝結蒸氣的型態懸浮在空氣中，來源可能是天然的，例如由海風吹送的海鹽及由風揚起的土壤粒子；或人工的，例如柴油車、建築活動或工廠。總懸浮粒子包括大小不同的粒子，最粗的直徑是50~100微米，而最微細的直徑有小於10微米的。

總懸浮微粒還包括多類化學粒子，可能是無機纖維、微量金屬，或多種有機物質，它們可源於燃燒所產生的碳氫化合物，或是在排放二氧化硫或二氧化氮時所形成的硫酸鹽及硝酸鹽。粒子經吸入後，較大的會被上呼吸道篩濾而不能進入，較細粒子中，直徑小於10微米的部分則可深入肺部。

直徑約為0.1 mm的粉塵有超過50%會沉積在肺部，含矽的粉塵更會對人體造成永久傷害，例如引致矽肺病。

香煙塵是常見的懸浮微粒，因粒徑小（在0.001-0.1 mm之間）、擴散力強，在靜止空氣中幾乎可以不沉落，不僅即時可見污染惡果，長期吸入更可以導致肺癌。

其他常見的懸浮粒子有：

- 矽Silicon、鋁aluminum、鈣calcium、錳manganese、鐵iron（來源：泥土／地殼和建築活動）

- 釩 Vanadium、鎳 nickel（來源：以油作為燃料的燃燒工序）
- 鎘 cadmium、碳氫化合物 hydrocarbons（來源：焚化）
- 碳、鉛 lead、溴 bromine、碳氫化合物（來源：汽車廢氣）
- 鈉 Sodium、氯 chloride、鎂、鉀 potassium（來源：海洋）
- 硝酸鹽 Nitrate、硫酸鹽 sulphate、銨 ammonium

現今工商社會，每個人在室內辦公的時間越來越多，因此室內空氣品質的優劣，會影響到工作品質及效率。事實上經研究證明，室內空氣污染物濃度往往超過室外好幾倍，顯示長期在屋內工作的人，未必呼吸到乾淨的空氣。

一般而言，「室內」的場所包括住宅、辦公室、工廠、學校，以及餐廳、戲院等建築物內部，或是汽車、火車、飛機等交通工具內部，其中，尤以住宅以及辦公室、工廠和人們的日常生活息息相關。因此，這種場所內的空氣品質特別值得關注。至於影響室內空氣品質的因素可以根據污染源不同歸納出以下六點：

(1) 燃燒。烹飪與取暖是室內最普遍的燃燒行為，來自

瓦斯爐、電爐、暖爐、壁爐等設備的空氣污染源主要是一氧化碳、一氧化氮及二氧化氮。

(2) 抽菸。抽菸除了會釋放尼古丁、一氧化碳、二氧化碳、乙醛、丙酮、焦油等有害物質外，更是室內浮塵微粒的主要來源。

(3) 建材與裝潢材料。水泥、磚塊等建材本身含有放射性氡，會隨著時間而漸漸釋放出來。室內裝潢的合板與隔板，因使用含有甲醛樹脂的接合劑，會刺激皮膚及黏膜。此外，過去廣為使用的石綿也是一個大污染源。

(4) 揮發性的有機物品。使用殺蟲劑、特殊清潔劑、髮膠、油漆、立可白等用品，都是室內揮發性有機污染物的來源。

(5) 室外受污染的空氣。室外的空氣可藉由自然通風或機械通風而進入室內，使室內空氣品質受到不同程度的影響。

(6) 其他。在室內，病人呼吸排出的病菌、室內盆栽植物產生的花粉、人體或寵物掉落的毛髮、體垢及皮屑，或呼吸所產生的二氧化碳都會造成室內空氣污染。

四、亞健康或不健康原因：農藥及化學肥料濫用

❖ 1. 農藥

另一可怕毒物來源是農藥，「農藥」一詞英文是「pesticide」。字根「-cide」來自拉丁文，意為：「砍、殺」；「pest」則為「有害之物」之意。

合法農藥產品共有五百多種，若以農藥的有效成分計算則為三百多種。而每一種農藥要申請核准登記上市前，除須辦理標準規格檢驗及提供委託田間試驗報告，以確保農藥的品質外，針對農藥對人體的安全方面，也有相當嚴密的措施。在這方面，業者被要求必須提供毒理試驗報告及理化資料等技術資料以供審核。同時為了確保經核准登記農藥的安全。但許多禁用的非法農藥也大量使用在農地上。

農藥進入人體有可能形成一個完整的致癌體系，既藉由傷害細胞DNA，產生遺傳物質突變，啟使細胞走向癌化的第一步。接者未經代謝的原化合物又具有癌化促生作用，將突變的細胞朝癌化的過程再往前推進，終於形成癌細胞。

包括農藥在內，日常生活中單就會引發乳癌的化合物就超過二百種，都市空氣與日常消費產品中，常見的兩百多種化學物質，會造成動物罹患乳癌，減少暴露在這些化學複合

物下，或可避免人類乳癌罹患率。

美國麻州「寂靜的春天協會」、哈佛醫學院與公衛學院、紐約大學羅斯維爾帕克癌症研究所、南加大醫學院等五個組織的研究人員，在寂靜的春天協會執行長布洛迪領導下，評估數百份研究與數據後，發表三份報告與一篇評論，列舉兩百一十六種導致動物乳房腫瘤的化學物質，其中人類高度暴露的有九十七種，包括工業溶劑、殺蟲劑、染料、汽油與柴油廢棄複合物、化妝品原料、荷爾蒙、藥物、輻射、加氯飲用水中的化學物等。

致癌的化學物質甚至不只這兩百多種，因為在美國註冊使用的八萬多種化學物質中，本研究僅測試其中約一千種。老鼠等哺乳動物常發現與人類相同的腫瘤，因此動物測試可有效檢測化學物質的影響。進行動物實驗時，通常都採高劑量測試，接著再轉為較低的人類暴露量。

罹患乳癌與暴露於環境的化學物質（包括農藥）可能息息相關，這些致癌化學物質中，有二十九種美國每年製造量超過一百萬磅，七十三種見於消費性產品或食物污染物、三十五種是常見的空氣污染物、二十五種出現在至少五千名婦女工作的場所、十種是食品添加物。

只有少數乳癌病例是家族病史與基因造成，大半乳癌病例與環境或生活因素相關，可能是多種環境與基因因素交互作用導致，專家長期以來懷疑飲食也會引發癌症，但這份新研究並未發現飲食會提高或降低乳癌風險的數據。但由目前數據太過缺乏，無法估算多少乳癌病例與暴露在化學物質之下有關，這種疾病相當常見，這些化學物質又非常普遍，「但減少暴露於化學物質之下，對公共衛生的影響將相當深遠。」

動物實驗中發現的常見化學致癌物質及用途如下：

(1) 1, 4戴奧辛（1, 4-Dioxane）：洗淨劑、洗髮精、肥皂。

(2) 丁二烯（1, 3-butadiene）：車輛廢氣排放的常見空氣污染物。

(3) 丙烯醯胺（Acrylamide）：油炸食物。

(4) 苯（Benzene）：車輛廢氣排放的常見空氣污染物。

(5) 氟辛酸銨（Perfluorooctanoic acid）：製造鐵氟龍使用。

(6) 苯乙烯（Styrene）：製造塑膠所使用的化學物質，見於地毯、黏著劑等消費性產品。

(7) 氯乙烯（Vinyl chloride）：幾乎只有塑膠業使用，用於製造塑膠。

(8) 1, 1-二氯乙烷（1, 1-dichloroethane）：工業溶劑，也見於去漆劑等消費性產品。

(9) 甲苯二異氰酸酯（Toluene diisocyanate）：製造泡綿坐墊、家具、寢具等。

(10) 二氯甲烷（Methylene chloride）：家具亮光劑、衣物洗劑、木頭密封劑等多種消費性產品。

(11) 多環碳氫化合物（PAHs）：柴油與汽油廢氣。

(12) 多氯聯苯（PCBs）：禁用的化學物質，但仍存於環境中。

(13) 草脫淨（Atrazine）：廣泛使用的除草劑農藥，特別是用於玉米田。

❖ 2. 化學肥料

化學肥料又稱為「無機肥料」，就是指用非生物體或無機化合物、礦物中化學合成的肥料。

肥料過度使用是農業直接溫室氣體排放的最大單一元兇，目前相當於每年製造二十一億噸的二氧化碳。

肥料的過度使用還導致了一氧化二氮（Nitrous oxide）氣體的排放，這種氣體對氣候變化的效應，約是二氧化碳的三十倍。

在田間施用的化肥，未能被植物吸收的部份會被沖進河流或地下水道，化肥中的一種主要成份硝酸鹽，會在大自然中轉化成亞硝酸鹽，現在已經有大量的科學證據顯示，亞硝酸鹽可以致癌。

含硝酸鹽的蔬菜或食物，由腸胃道細菌代謝後，產生亞硝酸鹽。或蛋白質食物經腸胃細菌代謝成硝酸鹽，經由唾液分泌，由口腔細菌分解為亞硝酸鹽。都會在在腸胃道中合成亞硝胺。

人體每天吃進的硝酸鹽，蔬菜佔86%。富含硝酸鹽的蔬菜類食物如蘿蔔、大白菜、芹菜、雪裡紅、茄子，由於吸收土壤中的氮肥，因此都富含有硝酸鹽成份。另外蔬菜不新鮮，也含有硝酸鹽成份。腸道的細菌會將含硝酸鹽的蔬菜，分解產生亞硝酸鹽。或含硝酸鹽的蔬菜，以鹽醃製也會產生亞硝酸鹽。腸道的細菌將蛋白質分解為硝酸鹽，直接吸收的硝酸鹽，也可由唾液分泌，然後口腔細菌分解成亞硝酸鹽。這些亞硝酸鹽，最後在胃腸道中與次級胺，合成亞硝胺致癌物質。事實上，只要人體吸收大量的亞硝酸鹽，即會產生中毒。

五、亞健康或不健康原因：藥物濫用

現代醫學是屬於物質化的科學，一切以看得到，摸得到為唯一準則，新生物技術源自1970年代，其中最熱門的研究項目為生技醫藥品，也是生物醫學探討的領域之一，但是

醫學融入生物技術的所謂生物醫學並未能制止新型病毒的流行，SARS與禽流感就是典型例子，生物技術與現代醫學的研究似乎已走到了新瓶頸，只用藥物的療法已造成許多藥害，唯有擴大研發範圍才能有進一步突破。

❖ 1. 近代生物醫學發展的偏差

地球是個有機體，地球上任何生物均有生存權利，各物種間保存著生態平衡，全地球生物只有人類以改變周遭環境來適合自己，其他生物都以改變自己來適應環境方式求取生存。

由於人類不尊重生命，破壞生態，才導致禽流感盛行。舉例來說，一種生長在老鼠身上的病原生物會引起萊姆病（lyme disease），過去是不會感染人體的，因為病毒需要一定數量才能突破人體免疫屏障。

由1975年開始，感染萊姆病的人開始出現。1986年時，中國在黑龍江省林區發現，1990年也在福建山區出現病例，科學家認為是動物間生態平衡受破壞結果。在正常情況下，狐狸與山貓會捕捉山鼠，所以可以讓萊姆病原體不致傳染給人，但由於人類破壞森林，狐狸與山貓失去了天然屏障而逃離山林，導致山鼠大量繁殖而讓人類感染了萊姆病。

人類改變了病毒與細菌在大自然自生自滅的平衡狀態，

所以病源生物附在野生動物身上，到達文明地區。

十九世紀中期，當人類發現疾病是由微生物（細菌、病毒、黴菌）所引起時，便開始發展出殺死、消滅微生物的研究：顯微鏡與細菌培養技術、疫苗，殺菌藥物如抗生素、類固醇等。從此，人類的生物醫學便一直強調對抗病菌的發展與治療，運用新發現的技術與藥物來有效消滅這些害人的細菌，卻忽略了人體本身具有的自癒能力與免疫功能，更沒有尊重病毒與細菌，甚至因為使用這些消滅細菌的技術與藥物，而破壞了人體內自然的有害細菌，但同時它也殺害了人體內有益的細菌，破壞人體腸內細菌叢的平衡，而讓往後的消化系統出現不可預期的疾病。

發展至近代生物醫學，大家已忘了健康最重要的是人體內自然平衡與大自然協調之間的穩定關係，這是治癒疾病的根源，預防是比治療重要。所以傳統西方醫學是以殺滅病菌及癌細胞為目標，所發展的方法與藥物也已殺滅為主，並沒考慮如何與病菌及癌細胞和平共存。這是生物醫學的最大錯誤，也是近代生物技術必須突破瓶頸。

傳統西方醫學的思考模式是把人的身體看成是一部機器，壞了就要修理，長了不好的東西就把它切掉。身體和心理是分開處理的，治療時不考慮其心理狀態，強調疾病的驅逐，例如食物中毒後，怎樣利用藥物把阿米巴體趕到體外

去。治療病症，譬如心臟病、高血壓、糖尿病，西方醫學比較專科化，每位醫生對於自己領域內的醫學會非常熟悉、非常專精，缺點是對別的科別比較不清楚，也比較沒興趣。尤其健保開辦後，由於制度的缺失，看病更加方便了，而且國人又有逛醫院的習慣，有慢性病的人，常常心臟科看一下心臟，腸胃科拿個胃藥……一天反覆得看好幾科。另外西醫比較依賴高科技，所以花費也更多，像某些醫院所購入的「質子放射治療儀」就價值不斐。西醫也注重客觀的資訊，以統計圖表、檢驗結果來分析疾病的狀況。可是有時候，病人即使有很不舒服的症狀，但所有的檢驗可能是完全正常的。

造成疾病產生的原因很多，包括負面的情緒，這可能高達50%。另外還有遺傳基因；免疫力不平衡，過多或過少皆會造成問題，例如紅斑性狼瘡，就是免疫細胞的叛變，因為長得一模一樣，而無法認出敵我，癌細胞基本也是如此。自由基產生過多；老化有可能就是自由基傷害染色體造成細胞的退化。酵素失去活性；例如女孩子到了更年期，因為女性荷爾蒙缺乏，開始脾氣暴躁，臉熱潮紅等等。自律神經失調；由於長期的緊張和壓力，導致睡眠障礙，有的想睡睡不著，有的嗜睡卻又睡不飽。

❖ 2. 藥品研發大騙局

一種新藥品的開發，由挑選目標物開始，必須經由包括老鼠在內多種動物身上開始臨床試驗程序，一直到批准上市，要耗資上億（百萬美元），費時十數年。

表面似乎顯示這種藥品是經過千錘百煉，對治療疾病必然是有功效的所謂「科學的成品」。

可是許多新藥在上市不到幾個月，就出現各式各樣的副作用，不但治不了病，還發生藥害。

在藥物不斷更新中，讓人感到生物醫學很進步的假像，其實絕大多數的藥品都是含有劇毒物的化學品。整體「製藥」過程，是被故意設計成「難上加難」、「非常科學」、「偉大發明」的有益人體健康事業，換句話說是在上演一齣科學魔術的鬧劇，以矇蔽一般民眾耳目。

更可悲的是，大藥廠專門豢養了一批所謂的專家，專門替他們合成新的病毒或細菌，製造新的疾病，配合著政治的需要，去要散佈的地方散佈，然後再向他們兜售疫苗、解藥，也就是放毒及解毒都是同一批人，兩頭通吃，雙重牟利。

醫院也成為合法的傷人或殺人的場所。和一般屠宰場不同的是：被傷害的人必須傾家蕩產，付出極其昂貴的價錢，而且還心甘情願去拜託他們宰殺！但如果是窮人，付不起

醫藥費，即使拜託求他們，他們也不會浪費寶貴時間來宰殺你，除非他們看中了可以買賣的臟器，所以化學藥品大藥廠是背後的世界最大富豪們的搖錢樹，幾乎可與石油商人較量財富。

整體醫療系統也和政治、法律掛鉤，若有病患不願接受他們的「治療」，法院就立即介入，強制執行。

譬如化學藥品利他能（Ritalin），這是一種中樞神經興奮劑，大腦分泌了一種物質「多巴胺（Dopamine）」，這一物質的作用是用來抑制腎上腺素，讓我們不會一直處於興奮的狀態，而過動兒就是這種物質缺乏，因此一直興奮下去，所以靜不下來。「利他能」就是促進大腦分泌多巴胺這種物質的藥物，多巴胺也被稱為「人體自然產生的安非他命」，可以提高我們的警醒程度，讓我們保持警戒，比較不會躁動不安，或許是這樣的暱稱，讓人誤以為服用「利他能」就像是吃安非他命一樣。但是所有的藥物都一樣，服用過多都是對人體有害的，因此需接受醫師的指導。副作用是家長最擔心的部份，除了在實驗室中所發現的副作用外，臨床上常見的就是影響食慾、嘔吐、幻覺等，影響食慾的部份，我們會建議採用少量多餐的方式，並且補充適當維生素即可解決。而嘔吐及幻覺，常是孩子剛開始服用藥物最常出現的症狀，通常這是孩子對於藥物還不適應，因此積極與醫師討論及調藥，或者另服用抑制副作用的藥物，即可解決這樣的問題。

另外實驗室中也指說利他能是可以幫助學童品行好、學習好。只要有關當局認定學童要服此藥，學童必須服用，如不服用就不准上學。

如果家長出面交涉，家長就會被起訴、判刑、罰款和坐牢。60%的美國學童都服用此藥。

正面的效果看不大出來，而它的副作用太大了：不是學童產生抑鬱、頹廢，嚴重的自殺；就是性情變得十分火爆，進而刺傷自己，殺死父母、祖父母、同學、老師和校長。

❖ 3. 高血壓的藥物的藥害

許多人在被西醫宣佈有高血壓時，當場血壓就更高了，而且立刻聽從醫生指示，開始服用降血壓藥，因為西醫會警告若不吃就會中風，從此病人惡夢就開始了，這類人只迷信西醫是對的，完全不懂西方醫學，就去盲從醫師的指示，只要稍微深入思考，告知有高血壓的醫師，有沒有同時告訴為甚麼有高血壓？是甚麼原因造成你有高血壓？

如果沒有告訴為甚麼，或者也不知道為甚麼有高血壓，那就是說，去相信一位根本不知道到底怎麼回事的醫師的話，就開始一直吃他的藥，根本是盲目無知或迷信。

幾乎所有降血壓的西藥都是利尿劑，會使腎功能下降，而中醫認為腎主骨，其華在髮，開竅在耳，司記憶，主先天，即壽命有多長，這就是現代人會得到骨質疏鬆，老人癡呆症，掉髮，聽力減退，性功能下降，壽命變短的原因。

更因大多西藥都是屬酸性，而酸性會破壞血管壁組織，容易造成血管破裂，也就是說，服用高血壓藥物的病患將更容易得到中風與心臟病，不吃的病患反而會好一些。

血壓根本是沒有標準的，每天都不一樣，隨著心情而起伏不定，也隨著運動多寡而變，西醫的標準根本是藥廠自己定出來的，為了想賣藥賺錢而訂出標準，有病名才有名目去賣藥，還以專業自居，說是為了預防中風與心臟病而賣藥，世界上有很多人一直吃降血壓藥，結果還是中風了，真正如果有效的話，根本不會有人中風。

❖ 4. 恐怖的藥害：沙利竇邁

沙利竇邁（Thalidomide）又名酞咪脈啶酮、沙利度胺，是研製抗菌藥物過程中發現的一種具有中樞抑制作用的藥物，曾經作為抗妊娠反應藥物在歐洲和日本廣泛使用

1953年瑞士諾華製藥的前身ciba藥廠首先合成了沙利竇邁，原本打算開發一種新型抗菌藥物，但是藥理試驗顯示，沙利竇邁沒有任何抑菌活性，ciba便放棄了對它的進

一步研究。在Ciba放棄沙利竇邁的同時，聯邦德國藥廠Chemie Grünenthal開始投入人力物力研究沙利竇邁對中樞神經系統的作用，並且發現該化合物具有一定的鎮靜催眠作用，還能夠顯著抑制孕婦的妊娠反應，1957年10月正式投入歐洲市場，不久進入日本市場，在此後的不到一年內，沙利竇邁風靡歐洲、日本、非洲、澳大利亞和拉丁美洲，是該藥廠最「著名」的產品之一，作為一種「沒有任何副作用的抗妊娠反應藥物」，成為「孕婦的理想選擇」。然而在美國，沙利竇邁遇到了美國食品藥物管理局（FDA）冗長而繁瑣的核准進入市場的調查，FDA官員認為，沙利竇邁的動物實驗的藥理活性和人體實驗結果有極大差異，由動物實驗的毒理學數據並不可靠，最終沙利竇邁沒有獲得機會進入美國市場。投入使用後不久，數據顯示使用該藥物的孕婦的流產率和海豹肢症（Phocomelia）畸形胎兒率上升，終於使該藥物退出市場，該事件被稱為沙利竇邁事件。後來研究發現該藥物有兩種對應異構體，其中的R構形是安全的，而S構形有致畸型作用。但之前科學界沒有意識到兩種構形在人體內有不同的生理活性。最近，科學家經過研究發現沙利竇邁對於人體免疫系統有調節作用，可以治療紅斑狼瘡；此外沙利竇邁還可以用於癌症的治療，目前對沙利竇邁的這些治療作用已經在醫院中應用。

海豹肢症為一種天生的殘疾病類，此病可以廣泛亦指缺乏器官包括臉部五官、四肢、或身體的任何部位，大多數病患缺手臂或變形，手掌直接連在胸部，沒有大，小腿，腳掌連在下腹部，尤如海豹般。海豹肢症通常會發生於大量攝取沙利竇邁的孕婦，或是基因異常引起。海豹肢症少見的例子可以用現代科技的醫學手術進行改善，但是大多數的例子因為患者本身身體的成長不足所造成的神經缺乏，導致手術彌補的困難。

在沙利竇邁停用前德國已約有一萬名，日本約有一千名，英國400名，斯堪地那維亞國家約有280名海豹肢症畸形嬰兒出生，日本有一位有名海豹肢症患者，叫乙武洋匡，1976年4月6日生於日本東京，乙武同樣渡過痛苦的童年及青春期，憑著與鋼鐵般的意志，家人的扶持及老師的幫助，一路完成學業，並入讀早稻田大學政治系，1997年出版自傳《五體不滿足》，七個月內銷量達300萬本，乙武現在是位作家，他於2001年結婚，妻子是大學學妹。

❖ 5. 抗生素之害

藥就是毒，西藥吃太多就是在體內累積毒物，抗生素是一種西藥最具代表性的藥品，可以殺死某些病原菌，救人性命，但是，由於人類的無知，抗生素有濫用情況，例如醫生們在開抗生素時，並沒有一定作業標準。如果膀胱炎到私人診所，醫生會給五天份量的抗生素；如果又到其他醫院，雖然同樣的病症，醫生可能會開七天份相同的抗生素，而第三位醫生時可能給足以吃十天的藥物。

而是根本沒有人知道該如何開立處方。更令人驚奇的是，未曾有人針對抗生素應持續服用多久進行測試。科學研究者太忙著在猴子、貓及小馬身上進行各種詭異無聊的測試，而無暇進行這類有用或實際的研究。

任何常看醫生的病人都知道，醫生有很多不同種類的抗生素可供選擇，各種藥品都是特別設計以對抗不同的病菌。但是，大部分醫生通常不會針對不同的病菌開不同的抗生素；相反地，醫生的處方上通常只有同一種抗生素。有些醫生習慣開立某些藥品，只因為個人的喜好，而非這藥比較合適。

醫生所開的處方中，六種藥有一種便是抗生素，因為至少有上百種抗生素可供醫生選擇。但大部分抗生素處方卻是不必要的。很多病人生病是因濾過性病毒感染，而抗生素對此類病菌並非全然有效，而其他病人則是即使不吃藥也可以自癒。依研究抗生素使用情況的專家表示，醫生所開的抗生素處方中，有百分之五十至九十是不必要的。

人用抗生素不但是體內毒素來源之一，抗生素也廣泛用在動物飼料中，而間接吃進人體，例如雞肉就發現部分含有

殘留抗生素。雖然有專家指出驗出的抗生素含量很低，不至於傷害人體，而且加熱後這些抗生素會被破壞。部分業者則指出部分雞肉搶時機太快上市，雞隻尚未將體內抗生素排淨，所以才容易被檢測出來。這些強調對人體無重大危害的說法固然沒錯，但卻忽略了管制農畜業濫用抗生素的最重要考量，並不是殘留抗生素可能危害人體，而是要阻止禍延全人類的抗藥性細菌。

如果放任飼料添加重要抗生素，未來會有愈來愈多的病人死於找不到有效抗生素治療的細菌感染。在飼料裡添加抗生素讓動物更健康、讓收入更豐碩，卻讓人類面臨抗藥性細菌的威脅。所以業者應有不任意對動物使用某些抗生素的觀念，其焦點也不應侷限於農畜產品。在宰殺禽畜之前停用抗生素一段時間後再上市，讓肉類產品查不出抗生素殘留，那只是自欺欺人而已，根本的問題在於飼料不應含有某些抗生素。

抗生素的過度使用造成了另一抗藥菌問題，例如金黃色葡萄球菌是醫院中普遍可見，而且很難治療的重要致病菌，可能感染人類的全身各部位，例如皮膚、皮下組織、骨關節、呼吸道等。

而被稱為「超級細菌」的具抗藥性金黃色葡萄球菌（簡稱MRSA：Methicillin-Resistant *Staphylococcus aureus*）是最

常見的院內感染病源菌，能抵抗所有青黴素。MRSA首次發現於1961年的英國，現時已廣泛散播，在醫院中牠更被稱為「超級細菌」。

大部份的抗生素對它都無效，少數有效的抗生素（如萬古黴素Vancomycin），不僅價格昂貴而且都有副作用，造成治療的困難，增加病患的死亡率。

六、亞健康或不健康原因：可怕的食品添加物

吾人日常生活每天所吃食物，至少有七成非天然而是加工食品，目的在使食品原料（來自動植物等）保存更久，所以必須添加一些物質來防腐，而生產加工食品業者為了提高產品品質（如顏色、口感或烹煮性等）更加上特殊合成化學物（很少是天然物），這就是「食品添加物」。例如香腸、火腿、臘肉等肉品能在室溫下存放，不須冷藏，並呈現鮮紅色澤，就會加保色劑及亞硝酸鹽防腐劑。各類豆類製品（豆漿、豆腐、豆乾、豆絲等）為了防止在蒸煮時有蛋白質泡沫溢出，常會加消泡劑；為了提高室溫下貯存期限，也添加防腐劑，更可能違法使用殺菌劑雙氧水。洋菇、蓮藕、蓮子、菜乾（金針、高麗菜、白木耳、竹笙）、果乾（柿乾、芒果

乾、鳳梨乾）為了能潔白及保持鮮豔的顏色，就會用二氧化硫（漂白劑）燻蒸，可見食品添加物是無所不在的。

事實上「食品添加物」在古時候就有了，古代人類為了保存動物性食物，會用醃、燻、風乾的方法。而為了保存植物性食物，會用晒乾、塩漬及自然發酵等方法。另外為了外觀顏色會用紅花來染蛋，紅麴來烹調肉類食物，為了增強風味就會用香辛料，天然新鮮的香辛料有蔥、薑、蒜、香菜等，乾燥的香辛料有五香粉、八角、花椒、桂花、紫蘇等。也會用香菇、海帶、黃豆芽熬湯以增強鮮味，以人工捶、搗方式使食物更脆而具彈性。

之後人類由些天然蔬果中抽取的甜味料、色素與香氣，於是改以用人工的方法抽出天然物成分當食品添加物。但天然物畢竟有限，生產成本又高，又隨著化學工業興起，所以漸漸發展出低價、量大的化學合成品，食品添加物的開發更是進展神速，因為功效好，可以讓加工食品的色、香、味、質感更吸引消費者，使生產者的加工更方便，成本降低，所以食品添加物的使用已經遍及所有加工食品了。

食品添加物因為大部分不是天然存在於食品中，而是另外製造添加進去的，多少對人體都有毒性，尤其是化學合成品；而少部份天然奶油因化學處理也有毒性，故必須限制其用量。允許的最高添加量是經過動物毒性試驗，但業者常超量使用或不當使用合法食品添加物，甚至違法使用一些禁用的食品添加物。例如加工原料品質低劣，不新鮮，顏色風味變壞時，就使用漂白劑漂白，再染色，加防腐劑、人工調味劑、化學合成香料，這些毒物就這樣進入人體了，「癌」這個漢字是由三個字合成的，即病、品及山，也就是說「加工食品吃得跟山一樣多的話最後生病就是癌症」。

合法但安全上有疑慮的食品添加物如表所示：

類別	品目	使用食品舉例	對健康可能的影響
防腐劑	去水醋酸鈉	乾酪、乳酪、奶油、人造奶油	具致畸形兒。
抗氧化劑	BHA、BHT	油脂、速食麵、口香糖、乳酪、奶油	BHA確定為致癌劑，BHT有些研究顯示具有致癌性。
人工甘味劑	糖精、甜精	蜜餞、瓜子、醃製醬菜、飲料	由動物試驗顯示，會致膀胱癌。
	阿斯巴甜	飲料、口香糖、蜜餞、代糖糖包	眩暈，頭痛，癲癇，月經不順，損害嬰兒的代謝作用（苯酮尿症者不可以食用）。
保色劑	亞硝酸鹽	香腸、火腿、臘肉、培根、板鴨、魚乾	與食品中的胺結合成致癌物質亞硝酸鹽。

類別	品目	使用食品舉例	對健康可能的影響
漂白劑	亞硫酸鹽	蜜餞、脫水蔬果、金針、蝦、冰糖、新鮮蔬果沙拉、澱粉	可能引起蕁麻疹、氣喘、腹瀉、嘔吐，亦有氣喘患者致死案例。
人工合成色素	黃色四號	餅乾、糖果、油麵、醃黃蘿蔔、火腿、香腸、飲料	以石油工業產物——煤焦為原料合成，有害物質混入的機會很多，本身毒性強，有致癌性的隱憂，會引起蕁麻疹、氣喘、過敏。
殺菌劑	過氧化氫（雙氧水）	豆腐、豆干、素雞、魚漿、肉漿製品、死雞肉（漂白並除異味）	會刺激腸胃黏膜，吃多了可能引起頭痛、嘔吐，有致癌性。規定食物中不得殘留，不得作漂白劑。

有害的食品添加物及對人體毒害如下：

食品添加物種類	項目	常用食品	引發的生理疾病
防腐劑	硼砂（$Na_2B_4O_7 \cdot 10H_2O$）	脆丸、油麵、魚、蝦	積存體內產生硼酸症，患者皮膚出紅疹斑、嘔吐、腹瀉、休克，以致昏迷，有時引起紅血球破裂或腦膜痙攣而有少尿、禿髮、貧血、體溫失調、腸胃潰瘍。

食品添加物種類	項目	常用食品	引發的生理疾病
防腐劑	福馬林（已禁用）	酒類、肉、肉製品、乳製品	頭疼、昏睡、呼吸困難、消化障礙、嘔吐。
	β-茶酚（已禁用）	醬油	腎臟障礙引起蛋白尿。
	水楊酸（已禁用）	酒、醋	耳鳴、頭疼、盜汗、發冷、嘔吐、呼吸困難、心臟衰竭。
	氟化氫（HF）（已禁用）	油脂、牛奶、酒精	侵害腸及膀胱黏膜。
漂白劑	吊白塊（已禁用）	肉、牛奶、芋頭、蓮藕、牛蒡、洋菇	頭痛、頭昏、嘔吐、呼困難。
	過氧化氫	麵粉	頭痛、嘔吐。
色素	鹽基性芥黃	糖果、黃蘿蔔、麵條之黃色素	頭痛、心跳加快、意識不明。
	鹽基性桃紅精	糖果、蛋糕、薑、梅、肉鬆	全身著色，排出紅色尿。
	奶油黃	糖果、蛋糕	肝癌。
	硫酸銅	青豆仁、海帶	嘔吐、腹痛、嗜眠、痙攣。
螢光劑	螢光增白劑	四破魚、勿仔魚	致癌。
人工甘味劑	對位乙氧苯脲	蜜餞	肝、脾臟腫瘍。

七、亞健康或不健康原因：基因改造食品的普及

基因改造食品（genetically modified food）就是利用現代分子生物技術，將某些生物的基因轉移到其他物種中去，改造生物的遺傳物質，使其在形狀、營養品質、消費品質等方面向人們所需要的目標轉變，或改進其栽種特性，如耐旱、抗寒，不受除草劑影響等。經基因改造植物可以直接食用，或者作為加工原料生產的食品。

美國農業部已經批准生產的轉基因農作物有七大類35種，其中晚熟番茄5種，耐除草劑的大豆2種，增加月桂酸脂的油菜籽1種，抗蟲馬鈴薯2種，抗蟲和抗除草劑的玉米6種，抗病番木瓜2種。僅這兩種番木瓜，生長速率快、抗病力強、肉質好的轉基因兔、豬、雞已經問世，在台灣正式核准作為食品原料的基因改造作物最大宗的是黃豆及玉米，以抗蟲害（Bt系列）及嘉磷塞除草劑（Roundup Ready系列）產品為主。

美國環境醫學科學研究院曾提出報告稱：一些動物實驗表明，食用基因改造食品有嚴重損害健康的風險，包括不孕，免疫問題，加速老化，胰島素的調節和主要臟器及胃腸系統的改變。

報告中也建議，基因改造食品對病人有嚴重的安全威脅，號召醫生不要讓他們的病人食用基因改造食品，並教育社區民眾盡量避免食用基因改造食品。

外來基因插入到基因改造大豆中會轉移到生存在人體腸道裡的細菌的DNA中，並繼續發揮作用。這表示吃了基因改造食物之後，雖然沒繼續吃，但在體內仍然不斷產生有潛在危害的基因蛋白質，等於把我們的腸道細菌轉變成活生生農藥製造廠，可能直至人肉體死亡為止。

早在2008年，美國科學家便證實了長時間餵食基因改造玉米的小白鼠免疫系統會受到損害，該研究成果發表在同年《農業與食品化學》雜誌上。同年4月，美國政府主管食品的部門FDA宣布取消它在數年前頒布的CRY 9C基因改造玉米種植的工業指南，主要原因之一，就是該基因改造作物對人類健康安全有嚴重威脅。

所以如果長期食用各種基因改造食品，其中危害人體的基因改造片斷，必然會逐漸影響，甚至改變體內的正常基因，使抵抗力下降，罹患各種疾病。

「水果標籤」會有幾個數字，它除了告訴消費者水果名稱與主要產地之外，還標示出選購的水果是屬於那種方式生產的，這就是水果密碼。

進口水果的標籤。一般來說，在標籤的最下方一般印有

出口國的名稱，中間的英文字母標明水果的名稱，最上方的英文字母標識的是出口企業的名稱。在每一標籤的中間一般有4或5位阿拉伯數字：

- 傳統方法生產的水果標籤：四個數字，數字開頭為4
- 有機方法生產的水果標籤：五個數字，數字開頭為9
- 基因改造的水果：五個數字，數字開頭為8

超商蘋果如果標籤是4922，代表這是一個傳統的蘋果，有使用除草劑等農藥和化學肥料種植的。如果標籤是99222，是有機的、可以安全食用。但如果標籤是89222，那就是經由基因改造的。

八、亞健康或不健康原因：重金屬的危害

目前工業上所使用的化學物質約有七萬種，其中至少有六萬五千種對健康有害，每年釋放到環境中的有害化學物質約有十八億公斤，當有致癌可能的則有3,200萬公斤。

人體所必需的元素全部為29種，由於人體有七成是水，所以四種元素占大部分，其中氫(H)原子60.3%，氧分子(O)25%，碳(C)分子10.5%，氮(N)分子2.4%，總共為98.9%，其他25種元素當中鈉(Na)占0.7%，鈣(Ca)0.2%，

鉀(K)0.04%，氯(Cl)0.03%，共計1.1%。

人體含量較多金屬元素有鎂(Mg)、鐵(Fe)、鋅(Zn)及銅(Cu)，較微量金屬元素有砷(As)、錳(Mn)、鉬(Mo)、鈷(Co)、鉻(Cr)、釩(V)、鎳(Ni)、鎘(Cd)、錫(Sn)及鉛(Pb)等。非金屬元素有氟(F)、碘(I)、硒(Se)、矽(Si)及硼(B)等。

換句話說，全世界所製造的七萬種化學物質與重金屬大多不是人體所必要的，事實上許多重金屬對人體是不利的。

對人體有毒害的重金屬主要為鉛、汞、鉻、錳等，這些常用在汽車或家電用品的乾電池、塗料以及化粧品顏料與塑膠當中，可說遍存於四周。

❖ 1. 鉛毒性強——侵襲神經系統

一般而言，密度大於4或5的金屬，稱為重金屬；但是在環境污染方面並非這麼嚴格，一般是指對生物有明顯毒性的元素例如，汞、鎘、鉛、鉻、鋅、銅、鈷、鎳、錫、鋇等，而甚至把非金屬的砷、硒、硼，以及非「重」金屬的鈹、鋰、鋁也算成重金屬，因為他們對生物體的毒害都很強，但也與人體中累積濃度有關。

一般重金屬在還沒進入體內時對，人體是無害的，但很有可能因人體的一些酵素等成份而被轉化為對人體有害物質，有些甚至不全是有害的，只因為人體無法直接轉換利用

而累積在體內而轉為有害。鈣離子對於人體是非常重要的，除了形成骨質之外，他與肌肉的收縮、體內離子的平衡等許多生理機能都有關係，是人體必須而且會加以利用的金屬離子，而非有害的重金屬。

有害重金屬中鉛在環境中濃度甚高，人體中鉛毒機率很高，鉛毒性又特別強，鉛具神經毒性，會引起周邊神經麻痺、運動神經元病變，導致手腳酸麻、肌肉無力、感覺異常、神經傳導速率減低等症狀。鉛中毒最易影響伸肌（extensor muscle），嚴重時造成垂腕、垂足、甚至腦病變而致死。於嬰幼兒之中樞神經受影響會導致「鉛腦症」發生。

鉛對腎臟也有不利影響，初期影響近端腎小管及亨利氏環，因紅血球遭受迅速破壞，致尿中血色素增加、蛋白尿、糖尿、氨基酸尿。長期暴露則可能造成腎間質纖維化、腎血管硬化而減少尿酸分泌，可能產生腎衰竭、高血壓、痛風。慢性長期性鉛毒症患者其血液中尿素氮、肌酸酐會增加，若增加明顯時則表示腎臟已遭受不可逆性破壞。

在造血系統方面，經由抑制、阻斷酵素作用而減少血紅素原的合成，使得游離血紅素原紫質增加，並使紅血球的脆性增加，而縮短紅血球的壽命，以至於可能造成小血球低色素性貧血。縮減紅血球壽命，造成小細胞性低血色素貧血。臨床上血中紅血球出現嗜鹼班點增加時，血中鉛幾乎已超過

40 μg/dl。

鉛中毒對胃腸道及肝臟也有影響，在胃腸方面症狀有食慾不振、厭食、消化不良、便秘、慢性胃炎，其中慢性胃炎是長期鉛過量暴露後常見的一種併發症，同時可能在牙齦上發現有鉛線現象。對肝臟影響是肝功能異常及黃疸。

鉛中毒在生殖系統為男性精蟲數量，造成性慾減低、陽萎、不孕；女性懷孕時吸收的鉛會通過胎盤轉致胎兒（新生兒血中鉛濃度約為母親血中鉛濃度的 80~100%），因此懷孕期間有鉛暴露會導致不孕、死產、流產、早產、嬰兒出生死亡、出生後虛弱，懷孕時若鉛過量也會使嬰兒發育障礙。此外，關節、肌肉疼痛若為慢性鉛毒症症狀，又稱「鉛性關節痛」。在內分泌系統方面，對於腎上腺與甲狀腺亦有影響。其他如免疫力下降以及致癌等。

❖ 2. 汞（Mercury, Hg）

汞污染無所不在，食物鏈中的有毒物質汞含量不斷增加，已達到民眾須小心注意篩選食物的程度。

魚類和貝類體內本來就容易累積有毒的汞物質，其中最常見的就是甲基汞。魚類體內的汞含量如今已嚴重到民眾須留意魚類的攝取數量與種類。全球多數地區的甲基汞攝取問題如今已構成公共健康威脅，許多偏遠地區以魚類為主食的

野生物種體內都發現有汞殘留。

過去三十年來，開發中國家的食物含汞數量增加速度超越已開發國家的減少幅度，如今已達到構成發布全球警訊的程度。

大量元素汞中毒時，「急性中毒」（主要為吸入汞蒸氣所致）會導致急性支氣管炎、肺炎、口腔炎、腸炎、發燒、意識混亂、呼吸困難等。「慢性中毒」主要影響中樞神經，如發抖、牙齦炎、失眠、害羞、記憶衰退、情緒不穩、神經質、及食慾不振等，其他有視力障礙、晶體混濁，類似巴金森症狀，周邊神經病變。

無機汞中毒情況時，「急性中毒」主要是食入性中毒，病患會有局部腐蝕性，產生消化道出血、壞死、休克、甚至急性腎衰竭出現。急性吸入煙霧，會產生急性呼吸窘迫症候群及肺纖維化，缺氧而死亡。「慢性中毒」則類似元素汞慢性中毒。

至於有機汞情況，長鏈的有機汞毒性作用與無機汞類似，短鏈有機汞如甲基汞「急性中毒」時，會有嘔吐、腹痛、血球少、口腔炎、蛋白尿、腎病症候群、腎衰竭，但仍以中樞神經病變為主要症狀，包括皮膚會有紅皮症癢及脫落性皮膚炎。「慢性中毒」則與急性中毒類似，亦以中樞神經異常為主要症狀，但是視野縮小及視力受損，感覺及運動障礙，肌肉萎縮及智能受損較明顯。出生的孩童會有類似腦性麻痺的症狀，最有名的例子為日本九州熊本縣所發生的水俁病（Minamata Disease）。

❖ 3. 銅（Copper, Cu）

正常人血清中的銅濃度為 70 到 160 μg/dl，紅血球中 90-150 μg/dl。24 小時尿液含 3-35 μg/day，大多數小於 100 μg，但中毒時濃度會增高。每隔一段時間全球各地就會爆發銅牡蠣事件，銅牡蠣一旦被揭發，電鍍業和高科技業排放的廢水就成指責的對象。事實上，畜牧場養殖業者常在飼料中添加高量硫酸銅，用於促進動物生長、驅蟲及消除糞臭，而有百分之九十五的銅離子隨糞便排放到環境中，也是大污染源頭。不論是工業或養殖廢水雖經沉澱等處理過程，其排放的水體中仍含高量的銅離子，進入河川後，成為灌溉和養殖用水源，也是造成下游出海口及西部沿海地區銅牡蠣以及人體銅中毒的元凶。

「急性中毒」大多為食入硫酸銅或食入銅食器污染的食物、果汁所致。食入大量的銅，會引起嚴重的噁心、含綠藍物的嘔吐、腹痛、腹瀉、吐血、變性血紅素症、血尿等症狀。嚴重者會有肝炎、低血壓、昏迷、溶血、急性腎衰竭、抽搐等併發症。甚至死亡也可能發生。「慢性中毒」情

況下，一般認為由於銅為人體必須元素，吸收後很快的經由尿液及膽汁排出。目前醫學文獻較少有慢性銅中毒報告。但有人認為長期暴露過多的銅或長久使用銅餐具及水管，可能引起慢性肝病變。長期吸入銅粉塵及燻煙，會導致鼻中膈穿孔、肺部肉芽腫、肺間質纖維化（Vineyard Sprayer's Lung）及肺癌。另有所謂威爾森病（Wilson Disease），是先天性銅代謝異常的一種疾病。銅會堆積在大腦神經核、內臟及角膜上面，造成健康傷害，又叫作hepatolenticular degeneration。長時間的累積，青春期後漸漸會有永久性腦部病變及肝硬化的病症出現。

❖ 4. 砷（Arsenic, As）

食入性砷中毒在急性期會有噁心、嘔吐、腹痛、血便、休克、低血壓、溶血、大蒜、及金屬味、肝炎、黃疸、急性腎衰竭、昏迷、抽搐。亞急性期會有周邊神經炎。

吸入性中毒時會發生咳嗽、呼吸困難、胸痛、肺水腫、急性呼吸衰竭等現象。

至於氫化砷中毒，在高濃度暴露後2-4時發作，引起大量溶血，會有腹痛、血尿及黃疸（triad）的典型症狀，急性腎衰竭並不少見。

慢性砷中毒則有〔皮膚〕溼疹、角質化、皮膚癌，或

〔神經〕中樞及周邊神經病變，或〔血液〕貧血、血球稀少、白血病周邊血管病變、四肢壞死（烏腳病Black foot disease）及肝功能、異常以及肺癌、肝癌及膀胱癌的機率大幅上升等症狀。

❖ 5. 鉻（Chromium, Cr）

急性鉻中毒，在六價鉻時具劇毒及腐蝕性，〔皮膚〕（鉻潰瘍Chrome ulcer），鼻中膈穿孔，過敏性接觸皮膚炎（吸入）；〔胃腸〕出血性胃腸炎（食入1-2公克會致命）；〔腎〕急性腎衰竭（食入、吸入或皮膚吸收）；〔肺〕72小時後會發生肺水腫。

慢性中毒時大多由於長期六價鉻暴露可能引起癌症，尤其是肺癌，呼吸系統的氣喘及塵肺症等。

❖ 6. 鎘（Cadmium, Cd）

急性鎘中毒時會噁心、腹痛、嘔吐、出血性腸胃炎、肝、腎壞死、心臟擴大。而吸入氧化鎘引起嚴重的金屬燻煙熱（Metal fume fever）在暴露後12至24小時後，發生胸痛、頭痛、咳嗽、呼吸困難、發燒、肺水腫、腎肝壞死

慢性中毒則會發生腎病變包括低分子量蛋白尿，胺基酸尿及糖尿、痛痛病、高血壓、心臟血管疾病、及癌症。

❖ 7. 錳（Manganese, Mn）

吸入氧化錳的粉塵急性中毒，即有可能產生所謂金屬燻煙熱或化學性肺炎，氧化錳常因焊接或切割含錳物而產生的。發冷、發燒、噁心、咳嗽都會發生。

慢性中毒主要是引起神經及精神上的異常分為三個階段：初期——認知障礙及情緒困擾，包括有食慾不振、肌痛、神經質、躁動、無法控制暴力行為、失眠、性慾降低。

中期——無法控制的哭笑、說話障礙、視幻覺、行動笨拙、意識皆亂。後期——行走困難、僵硬、無法說話、抖動、類似巴金森症。

❖ 8. 鎳（Nickel, Ni）

急性鎳中毒：一般常見於吸入有機鎳Nickel carbonyl所致，中毒症狀類似一氧化碳中毒，但合併有血糖及尿糖上升；常會有噁心、嘔吐、頭痛、頭暈、失眠、躁動持續數小時、然後12小時到5天沒症狀。隨之會有如肺炎般的胸悶、呼吸困難、咳嗽、心悸、流汗、虛弱及視力模糊。嚴重者4到13天可能會死亡。

二價無機鎳中毒：誤飲鎳污染的飲水或透析用水被污染所致，其症狀為噁心、嘔吐、頭痛、心悸、虛弱、腹瀉、呼吸短促、咳嗽等持續1-2天。

慢性中毒：情況，長期皮膚接觸會有過敏性皮膚炎發生，另外慢性呼吸道疾病、免疫機能異常、及癌症都可發生。常見於從事電鍍業者。

❖ 9. 鋅（Zinc, Zn）

鋅是人體必需的物質，但過量則有害，急性鋅中毒會噁心、嘔吐、腹痛、血便、發燒。吸入氯化鋅（Zinc Chloride）的煙霧微粒會引起咳嗽、呼吸困難，嚴重者會變成呼吸窘迫症，急性腎衰竭，甚至死亡。

皮膚接觸鋅化合物會引起皮膚炎，有些人會潰瘍，眼睛噴到氯化鋅及硫酸鋅溶液會引起傷害。

長期大量鋅暴露，會引起慢性鋅中毒，如長期吃雄性動物生殖器、服用大量鋅藥片。會引起血糖濃度大幅下降，貧血、白血球稀少症、免疫力受損、體重減輕等症狀。

九、亞健康或不健康原因：塑化劑類化學物經皮吸收化學毒物

在周遭環境中污染的有害化學物，會透過皮膚進入人體中。

清洗餐盤的清潔劑及洗衣服用劑、洗髮劑以及化妝品等所含有害化學物質會透過皮膚進入人體，一點一點累積終會發生病變，對人體有嚴重傷害。

例如木材保存常用的有機氯農藥五氯酚（pentachlorophenol，PCP）在實驗動物身上會影響免疫力，維持人體健康重要的免疫系統也會因此受破壞。

經PCP處理的木材建物所構築的房子，在室內空氣中會驗出蒸發出的PCP，而皮膚一旦接觸到已滲透到家具中的PCP的話，毒物透過皮膚已會造成傷害。PCP中也會混合戴奧辛（dioxan），這是曾在越戰中使用號稱「世紀之毒」的劇毒農藥，當時是作為落葉劑，而越戰後卻有大量畸形兒誕生，對人體傷害甚大。

PCP等各類農藥及化學肥料，以各種不同組合進行動物試驗，結果發現對神經系統與免疫系統、激素等內分泌系統有很大傷害，並且有舉動異常及攻擊性增強各類症狀出現。

❖ 1. 無所不在日常用品化學毒

我們日常生活從早到晚都接觸許多化學物質，早上起床後，會用牙膏刷牙、女性會用洗面乳洗臉、塗上化妝水及乳液等，然後化妝。頭髮會使用造型劑或髮型噴霧做造型。男性則會用刮鬍膏刮鬍子，並用髮型慕斯或髮蠟整理頭髮。

白天的時候，家庭主婦會用洗衣粉等洗衣服、用中性清潔劑洗餐具。中午吃完飯後，會用漱口水預防口臭也會補妝。

晚上用卸妝用品卸妝，在浴室洗澡、洗髮、護髮。出浴室後，會再塗上各種護膚用品。

這些現象或許會因性別、或者年代而有所不同，但生活於現代的我們，真的是從早到晚都在使用非常多樣化的日用消耗品。

事實上這些各位在日常隨意使用的產品具有會對人體產生不良影響的毒性與致癌性的話，大家每天都在不知不覺中，一點一滴地將致癌性物質吸入體內。

市面所販售的日用消耗品幾乎都含有可怕的毒性、致癌性物質，根本無法安心使用。縱使不具有「今天塗抹，明天就會得癌症」的急性毒性，但如果每天一點一點地將致癌性物質吸入體內，並長年持續這樣的生活的話，會有嚴重的後果，這是非急性的毒性，才更加恐佈。

二次大戰後，很多人曾因為看到將DDT從頭撒下去後，虱子就死了一片的景象，而非常佩服，覺得「這個東西真厲害！」從那個時候開始，世界各地開始不斷製造出全新的化學物質。目前數量已經高達幾十萬種了。

這些化學物質除了用在工業上之外，也被拿來當成食品添加物、日用消耗品的添加劑，讓我們的生活變得非常方便。但是，問題在於「安全性」。這些化學物質會給人體帶來多大的毒害，這最重要的問題被忽略掉了，一切都以企業理論為優先。

人類有肝臟、腎臟這種可以解毒的臟器，可以排出某種程度的毒素。因此，即使從嘴巴攝取到食品添加物及農藥等化學物質，大約一個禮拜，就可以排出90%。

但是，有問題的是從皮膚侵入的物質。從皮膚攝取的物質不會通過肝臟、腎臟這些臟器，因此，即便過了10天，排出量不到10%。不僅如此，當物質從皮膚滲透到血液時，由於血液在流動最快處會以每秒60公分的速度流動，因此，瞬間就會將毒運送到全身。

更值得注意的是化妝品及洗髮精等化學物質的「分子」非常小，很容易就會被皮膚所吸收。

皮膚結構由最上層看分別是由表皮、真皮、皮下組織等三層所構成的，皮膚這個屏障可以阻止不需要的物質從外部進入。因此，即便在海水浴場玩得全身是泥巴，泥巴也不會滲透至皮膚裡。這是因為泥巴或沙子的粒子尺寸很大，所以不會被吸收。但是，如果是分子量非常小的化學物質，就會非常輕易地被皮膚所吸收。以標準來說，分子量大約在3000以下的物質就可以滲透至皮膚，800以下的可以滲透至細胞層，75以下的可以直接進入血液裡。

依美國的癌症預防醫學會的研究，光是洗一次頭髮，就有大約750公克的有害化學物質會從皮膚被吸收進體內。

從嘴巴、皮膚吸入如此大量的有害化學物質，這在人類史上是頭一遭。就某種意義來說，生活在現代的人即使說是正在做恐怖的活體實驗也不為過。

急遽增加的不只有癌症而已，異位性皮膚炎、花粉症、過敏等也是一直增加。特別是現在小孩子的異位性皮膚炎也非常嚴重。

除此之外，心臟病及糖尿病等的生活習慣病、膠原病、白內障、骨質疏鬆症等等，雖說現代醫學已經非常進步，但這些疾病一點也沒有減少。而這種疾病的增加應該也和有害化學物質的蔓延有關。

我們每天從洗髮精及化妝品等吸取的有害化學物質的量確實只是微量，但正因為是微量，毒害才不會立刻表現出來。但是，這才是恐怖之處，才更加糟糕。

因為如果在使用後，會立即出現毒害的話，任誰都會立即停止使用。而正因為毒害不會立刻出現，才更加糟糕。因為這會讓人每天持續使用，等到發覺時，就為時已晚了。

❖ 2. 環境荷爾蒙的危害

(1) 認識「環境荷爾蒙」

荷爾蒙（hormone）又稱為激素，為分布在生物體內各腺體所製造的少量化學物質，透過血液的傳輸，可傳送到身體各處，和目標細胞上的特定受器（receptor）結合後，生成「激素受器複合體」，經活化後會在目標細胞內引發一系列的生化反應，產生生理變化，以整合人體內部的活動，處理外界的訊息，包括人類在內的脊椎動物可產生約50種激素，如甲狀腺素與腎上腺素均是。

1970年代開始，科學家發現有些化學物質會干擾內分泌系統，故稱其為「內分泌干擾素」（Endocrine disrupter，簡稱ED），或稱為「干擾內分泌之化學物質」（Endocrine Disrupting Chemicals，簡稱EDC）。科學上定義為：「外來物質能透過改變內分泌之功能，對完整的生物體或其後裔造成不幸的健康效應。」

日本橫濱市立大學的井口教授依此觀念創出環境荷爾蒙的名詞，著者1980年代曾在科學發展月刊及科技報導雜誌首度發表國內環境荷爾蒙專文，也是台灣研究先驅之一。

環境荷爾蒙指人造的化學物質，使用後造成環境污染，這些污染物再透過食物鏈再回到人體（或其他生物體內），可以取代人體內原有的天然荷爾蒙，而影響了身體內的最基本的生理調節機能，例如模仿人體荷爾蒙的作用（如模擬女性動情激素），改變體內分泌荷爾蒙的濃度以及改變體內分泌荷爾蒙活性物的濃度，而讓生育能力改變。

(2) 環境荷爾蒙對人體的危害

身體長期暴露到環境荷爾蒙的成年人的後裔，最容易因此受到傷害，尤其是胎兒和新生兒，除了會在胎兒發育期，影響性別差異外，亦會干擾腦組織和中樞神經某些部位的發展，其他危害有男性繁殖力下降、男性特徵發展缺陷、攝護腺癌的增加、女性生殖力下降、乳癌的增加、子宮內膜異位症、免疫系統受損、甲狀腺腫癌、過動兒、和孩童的學習能力及集中專心問題等。美國則早在1995年10月，首次將環境危害對嬰幼孩的風險，列入環境影響評估的考慮要項之一。1999年美國小兒科學院，首次出版《小兒科（醫師）環境健康手冊》（*Handbook of Pediatric Environmental Health*），提醒小兒科醫師和大眾預防環境危險，尤其是戴奧辛等環境荷爾蒙物質，對孩童健康之影響並認為會造成人

體免疫系統疾病，對神經與免疫系統有不良影響，減少男性的精子數量（增加不孕的機會），嬰兒的先天性異常，癌症，子宮內膜異位症以及不孕症等。

(3) 無所不在的環境荷爾蒙

目前已知化學物質在五百萬種以上，市售使用者至少有十萬多種，工業用化學物質有八萬多種，用以生產數百萬種產品，每一年有5,000種新的化學物質，幾千種農藥用以生產幾十萬種產品以及食品添加劑，化妝品，人體用藥物，因此生活周遭到處是環境荷爾蒙。例如塑膠奶瓶、兒童餐具均含有環境荷爾蒙。

第二章

保健食品產品服用型態及吸收率——吃了有進入身體各處嗎？

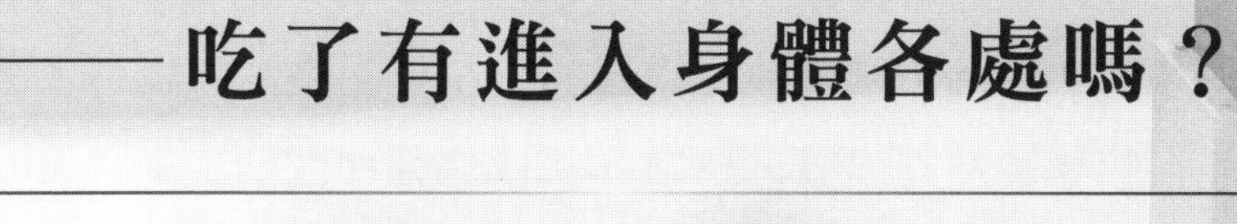

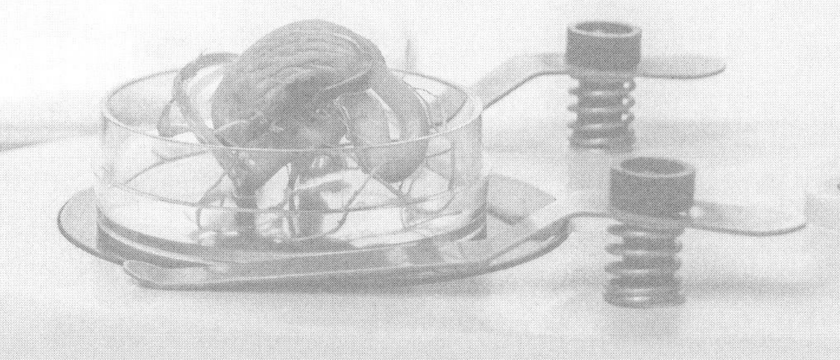

一、保健食品仍以第一代膠囊型態居多，未隨科技進步而調整

目前市售保健食品有各種不同型態，如膠囊、錠劑、丸劑、散劑、顆粒劑、液狀、凝膠以及舌下吸收滴劑等，但以膠囊狀占多數，其次是錠劑。

膠囊狀（capsules）保健食品可使消費者心理上有服用藥物的感覺。膠囊起源甚早，公元前1500年，在埃及誕生了全世界第一粒膠囊，近代科學則直到1730年，維也納的藥劑師才開始用澱粉製造膠囊，1872年，在法國誕生了第一台膠囊製造充填機，1874年美國底特律開始了硬膠囊的工業化製造，從此膠囊產品進入了藥品及保健食品市場。

膠囊狀產品眾多是以液體、混懸劑、粉劑、顆粒劑等形式填充在膠囊中，或用膠囊基質包封，有以下兩種：硬膠囊：膠囊按原樣填充活性成分，或與添加劑如適當的賦形劑混合以使其均勻，或將活性成分製成顆粒或模製。軟膠囊：主要是油性原料或液體、懸浮、半固體的主要成分溶解分散在植物油中，並在明膠等膠囊基質中加入甘油或山梨糖醇（sorbitol）以增加可塑性的膠囊而成型。食用過量的山梨糖醇會引起某些腸胃問題，如腸胃痛、脹氣和程度不同的腹

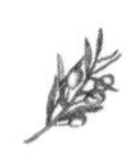

瀉，也可能加重腸易激症候群和果糖吸收不良。膠囊成分為動物性膠囊，這是以明膠（gelatin）為主原料加上純水製成，而明膠是以動物性之結締組織（如牛骨或牛皮）製成，主要成份是由氨基酸。另一種是植物性膠囊或稱素食膠囊，成分為羥丙基甲基纖維素（HPMC）為主原料加上純水製成。

錠劑（tablets）則是一種功效成份和賦形劑一起打壓成型的劑型，有些產品會在外面上一層膜衣，不僅能用來保護成分，也能用來控制在消化道中分解的速度。

無論是膠囊狀或錠劑，均是將有效成分原樣，或加入賦形劑、粘合劑、崩解劑、色素和其他適當的添加劑，通過一定的製造方法成型。

粘合劑——添加將原料的粉末顆粒粘合在一起，影響錠劑的機械強度。使用澱粉膠、阿拉伯樹膠、羥丙基甲基纖維素（hypromellose），亦有簡化稱作羥丙甲纖維素（hydroxypropyl methylcellulose）等。

崩解劑——一種通過吸收體內水分和膨脹而添加到崩解錠劑中的物質，促進活性成分的釋放。用作賦形劑的澱粉會吸收水分並膨脹，因此它還具有崩解劑的作用。此外，經常使用纖維素等。此外，還有一些如碳酸鹽與水反應生成氣體並分解。使用它的錠劑稱為發泡錠。

發泡錠（effervescent tablet，中國稱泡騰片），也稱水溶片，當它接觸水或其他液體的時候就會分散溶解成為溶液，並在此過程中釋放二氧化碳。快速的分散往往導致內容物溶於液體成為溶液，並產生泡沫。由可溶性有機酸和鹼性的金屬碳酸鹽類組成，常使用的酸有檸檬酸、酒石酸等，鹼類則以碳酸鹽類和碳酸氫鹽類為主，如碳酸鈉、碳酸氫鈉（小蘇打）等，以檸檬酸和碳酸氫鈉的反應為例，反應式為：

$$C_6H_8O_7 + 3NaHCO_3 \rightarrow 3H_2O + 3CO_2 + Na_3C_6H_5O_7$$

潤滑劑——改善粉末流動性和促進壓縮成型的添加劑，例如硬脂酸鎂（Magnesium stearate）和滑石等。硬脂酸鎂商品名十八酸鎂、十八烷酸鎂。主要用作潤滑劑、抗粘劑、助流劑，成分為矽酸鎂。

色素——有色膠囊則有添加核可的食用色素，計有紅色7、6、40號，黃色4、5號，藍色1號、焦糖等食用色素。此外有二氧化鈦，其使用除了作為白色的色素使用外，製劑的用途則為遮光劑。

這些添加的化學物對人體當然有不利影響，而且吸收率低，大多遭胃酸破壞，對幼童及年長者也不易服用，需配大量水才能吞嚥。

目前許多保健食品原料來自天然植物，但多數成分

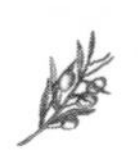

因吸收效率不佳，效果有限。以知名度很高的白藜蘆醇（resveratrol）為例，這是來白葡萄、藍莓、樹莓及桑葚的果皮的非黃酮類酚類物質，是一種具有抗氧化活性之多酚類化合物，有抗發炎、保護心臟及癌症預防等活性，但白藜蘆醇特性為低水溶性及低溶離率，因而人體可用率也極低，目前市售產品大多以膠囊型態出售，必須要長期大量補充才能達到效果。

目前保健食品仍以第一代膠囊型態居多，並未隨科技進步而調整。

二、保健食品第二代液態果汁，第三代凝膠飲品，第四代奈米薄膜的變革

第二代的保健食品型態是以液態為主，其中最為人知的是液態果汁保健食品，這不是一般果汁而是以具保健成分的水果所製成的。

一般來說，「果汁」常指甜食，即用水果製成的汁液，而用蔬菜製成的汁液則被視為「蔬菜汁」，與果汁的區別很多。

作為果汁的原料，果汁多、甜度和酸度強的水果易於使

用，大量食用蘋果製成的蘋果汁、橙子製成的橙汁、柚子製成的柚子汁等。不僅有橙汁，還有很多使用了具保健成分水果的果汁。

果汁通常作為單一成分出售，但所謂的混合果汁，即混合幾種水果製成果汁，也很受歡迎。在一般的果汁中，常將果肉過濾，以便於飲用，但也有一種製造方法，即留下大量果肉。

一般來說，許多果汁都是甜的，但也有一些不甜，例如檸檬和柚子等柑橘類水果的情況下，100%的果汁被出售用作醋，因為非常酸且不太甜。

還有，椰子汁是儲存在嫩椰樹果實中的果汁，符合果汁的定義，但不是很甜，更像水，但也不是完全無味無臭的，而且由於它略帶甜味，含有大量的電解質，可以作為運動飲料出售，也可以作為生理鹽水使用。除了果汁，將水果內部的胚乳磨碎製成的乳狀椰奶也可以從椰子中獲得，椰子常用於製作甜飲料。

在蔬菜汁中，消耗最多的番茄汁往往是用番茄原汁原味製成的，而胡蘿蔔也可以原樣製成100%的汁液，但很多蔬菜汁是由幾種原料混合而成的

「混合果汁」。很多情況是與水果混合製成蔬菜／果汁。這是因為蔬菜汁，特別是綠葉蔬菜汁，因為甜味很少，

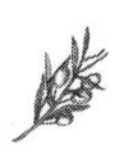

容易散發綠色氣味，以綠色汁液為代表，很難喝，而且很難與蔬菜（胡蘿蔔等）和甜味強的水果相比，通過混合，增加了甜味，更容易飲用。

液態保健食品的成分不需要崩散及溶解，所以理論上來說，吸收度的確比膠囊或錠劑快，但吸收度未必較高。因為合格的錠劑、膠囊都能在胃部充分崩散及溶解，而被腸胃道吸收利用，所以液態保健食品事實上吸收度並不會優於其它劑型；而有些成分更不耐胃酸易被胃酸及消化酵素破壞的機會。

液態保健食品成分因溶於水中，往往降低穩定性，因此保存期限通常較短，尤其是抗氧化成分。

所以液態果汁保健食品飲用雖容易，但也是吸收率低，大多遭胃酸破壞，而且不利攜帶與運輸，製造過程也需添加增稠劑、調味劑、色素及防腐劑（抗氧化劑）等。

二十世紀末到二十一世紀初，保健食品型態進入第三代，也就是太空包液態凝膠飲品（jelly drink），凝膠（jel or gel）原意是凍結、不可動，這是一種固體的、類似果凍的材料，很柔軟或很堅硬。凝膠在穩定狀態下不具流動性，主要成分是液體，但由於液體中有三度空間網絡，因此凝膠在很多方面有著與固體相近的特性。

凝膠飲品除明膠外，洋菜也是凝膠飲品的膠凝劑，除了果汁飲料、蔬菜飲料、起司布丁風味的乳製品飲料外，許多還添加了各種營養成分和保健功能性成分，並設計開發了一些產品作為長期護理保健食品。

主要的容器是由帶塑料噴口的鋁層壓膜製成的軟包裝容器（袋裝容器），但也有金屬罐、玻璃瓶、PET瓶等容器者。

此型態產品仍需加入各種添加物，如增稠劑、調味劑、色素及防腐劑（抗氧化劑）等，而且運輸成本高。

2010年之後保健食品型態有了很大變革，即進入第四代產品，也就是奈米口溶薄膜（nano oral fast dissolving films）的新時代。

在奈米口溶薄膜出現前的保健食品不管哪一型態，大多營養素（平均至少有85%）在消化過程中遭破壞而導致不能被完全吸收，如鈣一般透過消化系統只能吸收25%到35%，而鋅、銅、硒也大約吸收30%而已，而合成的複方吸收的保健食品吸收率更低。

奈米口溶薄膜保健食品型態可謂是一項新革命。

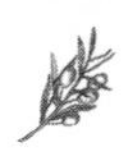

三、消化道吸收利用保健食品的醫學研究

人體所吃下的食物的分解機制，首先進入口中的食物長度大約是公分（厘米cm）等級，經口腔咀嚼後碎裂成為十分之一的毫米（mm）等級的尺度，然後再吞下，再經過胃酸作用成為乳糜狀才進入小腸，在腸胃中經多種酵素消化分解，最後成為分子尺度等級，才能被人體吸收。所以人體的口、胃、腸以由上而下（top down）的方法，逐漸地將食品微米化、奈米化與分子化才能吸收，若有微米或奈米化食品則可直接吸收。

食用任何食物均需先進口腔，口腔（oral cavity）是由口唇、頰部、硬顎、軟顎以及舌所圍成的空腔。口腔表面有覆蓋口腔黏膜，總面積約100平方厘米，厚度約為500-600 μm，口腔黏膜是口腔內的第一道對外屏障，主要功能就是保護口腔內的組織不受外來物質的侵害。

口腔內各區黏膜厚度不一，從100-600 μm皆有，相較於口頰、上顎等，舌下黏膜為當中最薄，厚度介於100-200 μm，通透效能也最佳，再加上充分的血流供應，所以能在短時間內完成藥物或保健食品的吸收並發揮功效，但傳統保健食品需經正常消化程序才行。

口服方式把藥品或保健食品配水吞服進入胃腸道再吸收，這些製劑先經過崩散成較小顆粒後，其分子再溶離到胃腸液中，利用濃度梯度差異而吸收進入胃腸壁細胞。胃壁細胞可分泌鹽酸和內在因子。鹽酸功能可殺菌，活化胃蛋白酶原（前驅物）成為胃蛋白酶，並協助食物中的鐵離子的吸收。內在因子則可幫助迴腸吸收維生素B12。

膠囊就是讓對酸不安定的成分避開胃酸的破壞，而在腸道才會釋出藥品。但胃及腸的各種分解蛋白質與代謝成分的酵素會破壞保健食品，未遭破壞成分則經由肝門脈進入肝臟。有些則會經 由膽汁送出後又回到腸道，可再一次被吸收（所謂腸肝循環），或由糞便排出體外結腸。剩下的保健品分子經由肝靜脈進入心臟體循環，才是可用於人體的成分。

所以從口服後經過胃、腸、肝臟到全身血液循環的過程中，藥品的損耗情形稱為首渡效應（first-pass effect），而首渡效應後殘留的進到全身血液循環可被生物體利用的量分率，稱為生體可用率（bioavailability）。舉例來說，若口服保健食品只有50%被胃腸吸收，吸收到胃腸的有40%沒被破壞而進入肝臟，最後通過肝臟進到全身血液循環的有30%，那麼這保健食品藥品的口服生體可用率是6%（50%×40%×30%）。

所以由口腔進入的保健食品可用率很低，只有靠口腔黏

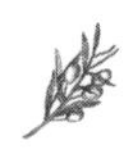

膜吸收（Buccal absorption 或 Oral absorption）才行，這是一種透過口腔內擴散作用的吸收方式。營養物質可透過口腔黏膜滲透到微血管，再將其帶入體內循環，如此一來，可避免肝臟、胃腸道、酵素的破壞而保持其效果。

口腔黏膜作為吸收途徑主要有頰黏膜吸收和舌下黏膜吸收；舌下黏膜滲透性強，物質可以迅速吸收，可應用在保健食品上。

例如以抗老為名的膠原蛋白類保健食品來說，因為不同膠原蛋白有不同分子結構，有些分子結構會被胃酸破壞或不易分解，最後被人體吸收所剩無幾。但如果保養食品直接由舌下或口腔黏膜吸收，吸收率可高達百分之八十以上，比腸胃吸收超出 11 倍。

奈米口溶薄膜保健食品則是此一技術的先驅。

第三章

三十秒就循環全身的奈米口溶薄膜保健食品

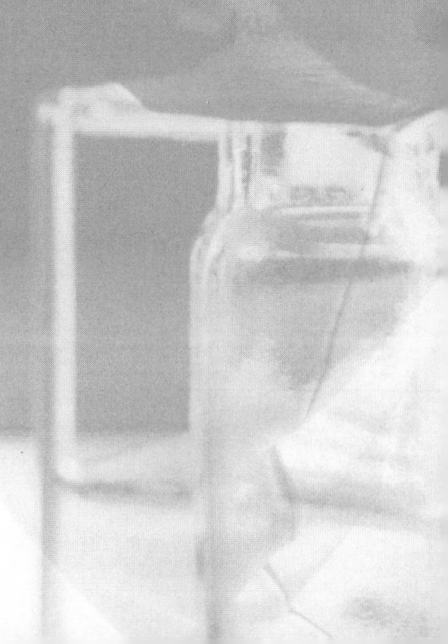

一、認識奈米及奈米科技

❖ 1. 什麼是奈米？

奈米（nano，符號：n）是國際單位制（SI）之一，是底層單位的10^{-9}倍（＝十億分之一，0.000000001倍）如下：表示數量，如1奈米＝0.000000001米

1奈秒＝0.000000001秒，所以1奈米（nanometer，nm）是10^{-9}尺。

奈米一詞首次出現在1960年，源自希臘語νάνος（nanos），意為「矮人」。

用「奈米」表示的時間和長度（奈秒（ns）、奈米（nm））一直在電子設備和計算機系統中很常見。

奈米超精細的世界是肉眼無法分辨的，如果地球的直徑是1公尺，那麼十元硬幣的大小將是1奈米，人體中的蛋白質大小約在1~20奈米之間，頭髮直徑的千分之一約為10奈米，如果把1奈米放大到一個蘋果那麼大，那麼用相同的放大倍數，蘋果就放大到像地球一樣大，可以得知奈米有多小。

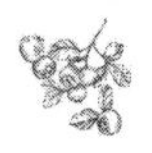

❖ 2. 奈米科技

奈米技術（nanotechnology）是一門應用科學，其目的在於研究於奈米規模時，物質和設備的設計方法、組成、特性以及應用等。

中國古文〈愛蓮說〉有云「蓮花出污泥而不染」，近代科學家發現蓮花葉表面上有許多微米（μm）級的突起，突起物上有許多奈米級的親油性絨毛，水滴在上面會滾動而不沾附，並把塵埃帶走，這種結構造就了蓮花的特性。蓮花葉不只為人類奈米技術帶來啟示，當水珠滴落蓮葉上會跟水銀一樣圓滾滾滑動，早年大家以為是因為蓮葉上頭佈滿蠟質，後來德國科學家用掃描電子顯微鏡觀察，才知蓮葉上充滿了肉眼看不到的微米與奈米凸起，那每個奈米凸起大概只有一根頭髮直徑的1/250，而且佈滿葉片表面，灰塵跟水珠根本下不去。科學家應用這個觀念，發展出特殊的表面處理技術，用於包裝、廚浴設備、化妝品、家具、家電等，已與大眾的生活息息相關。

1959年12月29日物理學家理查德・費曼（Richard P. Feynman）在加州理工學院出席美國物理學會年會，作出著名的演講〈在底部還有很大空間〉（There's Plenty of Room at the Bottom），費曼說他會利用各種物理現象來縮小尺度，可以在短時間內創造出大量微細的材料和器件。

「奈米技術」一詞是由前東京理科大學教授谷口紀男於1974年提出的。谷口表示：「奈米技術主要包括以一個原子或一個分子為單位分離、形成和轉化材料的過程。」K・埃里克・德雷克斯勒（K. Eric Drexler）在1980年代進一步發展了這一定義，宣揚奈米級現象和設備的技術重要性，當時出版書籍如：*Molecular Machinery, Manufacturing, and Computation*，其中導致「奈米技術」一詞在世界範圍內的使用。1980年代，在奈米技術領域進行了兩項重要的研究。一是研究團簇，二是發明了掃描隧道顯微鏡（scanning tunneling microscope，STM）。結果，1985年發現了富勒烯，富勒烯（Fullerene）或巴克球、巴基球（Buckyball）是一種完全由碳組成的中空分子，形狀呈球型、橢球型、柱型或管狀。富勒烯在結構上與石墨很相似，石墨是由六元環組成的石墨烯層堆積而成，而富勒烯不僅含有六元環還有五元環，偶爾還有七元環，幾年後又發現了奈米碳管。此外，對半導體奈米晶體的性質和合成的研究取得了進展，這導致了對金屬和金屬氧化物的奈米顆粒和量子點的進一步研究。在STM之後六年，發明了原子力顯微鏡（atomic force microscope，AFM)，這些都是奈米科技早期研究成果。

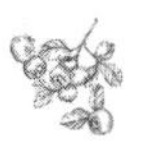

二、傳統奈米產品生產技術

製備奈米材料的技術可分為兩種：「由上而下（up down）」與「由下往上（bottom up）」。由上而下就是一般的粉碎、研磨觀念，將一顆小球粉碎，大小縮至一百萬之一就是奈米級顆粒了。而由下往上即是堆積木觀念，將小塊積木堆成有意義造型，同樣的將大小縮至一百萬之一就是奈米級顆粒了。

在過去的幾十年中，出現了奈米電子學、奈米工程和奈米光學等學科，已為奈米技術提供了科學基礎。

用掃描隧道顯微鏡觀察純金的表面重建，可以看到構成表面的原子的排列。

將分子自動排列在預定位置以獲得所需組成的自下而上的方法稱為分子自組裝或超分子化學。因此，重要的是分子識別的概念，必須設計一個分子。

這些自下而上的方法比自上而下的方法便宜得多，因為它們可以同時生產大量器件，但隨著所需分子大小和複雜性的增加，預計會變得更加困難，理論上由下往上則是運用化學合成鍵結理論，組裝個別原子或分子來建構成奈米結構體。

自下而上技術的限制是使用掃描隧道顯微鏡和原子力顯

微鏡進行原子和分子操作。然而，目前這不適合大規模生產，被認為不宜工業化。

但由下而上技術是有潛力的，同一個原子構成的，如果原子的排列不同，性質也會完全不同。典型的例子是由碳組成的多種物質，如石墨與鑽石，鑽石與石墨都是由碳原子組成，排列方式決定了性質的差異。在鑽石碳原子以四面體的方式架構起來；每個碳原子都與另外四個碳原子相接，形成了堅固的三度空間結構，造就出鑽石獨特的強度、耐久性與其他特性。鑽石是目前所知最堅硬的物質，可以擦刻其他所有材質，共熱傳導性比銅還好，同時卻也是絕緣體。吊石墨中的碳原子以層狀排列，每一碳原子都與另外三個相接，形成六角形結構的一角；這種平面結構在二度空間上延伸，形成由一個個六角形組成的「鐵絲網」平面陣列。這些陣列層層鬆散地疊堆在一起，可以毫無困難地脫開，因此是柔軟光滑，可以當作潤滑劑或筆芯，這種平面結構可讓電子在每一層當中任意移動，使得石墨可以導電、導熱，也可以吸收光線，因此看起來是黑色的。

由上而下的方法較容易工業量產，常用的方法包括介質研磨與高壓對撞均質化。

介質研磨是利用介質（直徑是0.2~0.8毫米）以剪切、撞擊等作用，把大物質研磨成奈米粒子。此方法通常不會改

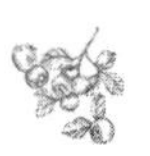

變分子結構，較適用於固體物質，與其他微細化設備比較，具有容易操作、簡單、研磨速率高、能源消耗低等優點。

而高壓對撞均質化則是利用壓力使粒子在微細的鋼管中高速流動，粒子在高速撞擊後破裂而達到粉碎的目的，但採用這方法時，固體物質易造成管路堵塞，較適用於液體。

另也有浸筆光刻（或稱奈米光刻技術），聚焦離子束技術的。奈米科技發展至今，已演發多項技術，目前市面採用的五種奈米的製程有：膠體化學合成（Colloidal Chemical Methods）、熱分解（Pyrolysis）、射頻離子體（RF Plasma）、熱熔解（Thermal decomposition）及脈衝雷射（Pulsed laser）等。

三、生產口溶薄膜奈米產品新專利技術

口溶薄膜奈米保健產品是來自口腔速溶膜劑（oral fast dissolving films，OFDFs）及奈米技術綜合觀念。

❖ 1. 口腔速溶膜劑與給藥

口腔速溶膜劑用於給藥是最優選的途徑，在所有其他方式。大部分藥物都是以錠劑、膠囊等形式口服，包括成人、

兒童和老年患者在內的患者，但這種口服途徑有時是有問題的，因為小兒吞嚥困難，有恐懼症的老年和言語障礙患者可能導致窒息。解決傳統問題口服給藥系統為速溶膜／口腔分散膜／口溶膜。此方式可快速溶解在口腔中，無需伴服水。

口服速溶膜劑是一種創新藥物口服給藥技術。這一傳送系統由非常薄的口服薄膜組成，簡單地放在病人的舌頭上或任何口腔黏膜組織，立即被唾液弄濕，薄膜迅速水化並在該部位溶解應用。口服給藥領域的研究和開發也導致劑型從簡單的常規錠劑皮膠囊劑轉變為緩釋錠劑。口腔崩解片轉變為最近開發的口腔速溶膜劑，這是一種使用親水性聚合物製備的薄膜，可快速溶解在舌頭或口腔中。這是最先進的口服劑型，因為具有更大的靈活性和舒適性，與唾液接觸後一分鐘內在口腔中溶解而提高功效，無需咀嚼且無需水進行給藥。由於血流速度快，藥物吸收快，生物利用度高，口腔黏膜的滲透性是皮膚的4-1000倍。口服速溶膜是一種快速崩解薄膜，面積為5至20平方公分，其中藥物以使用親水性聚合物的基質形式摻入。活性藥物成分最多可與其他賦形劑（即增塑劑、著色劑、甜味劑、掩味劑等）一起摻入。增塑劑可提高薄膜的可加工性、延展性和柔韌性。薄膜在形狀、尺寸和厚度上與郵票的超薄條非常相似，可快速崩解和溶解，適合兒童和老年患者使用。

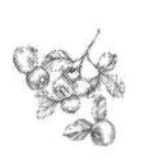

口腔黏膜吸收，是一種透過口腔內擴散作用的吸收方式。藥物或是營養物質可透過口腔黏膜滲透到微血管，再將其帶入體內循環，如此一來，可避免肝臟、胃腸道、酵素的破壞，增強效果。

口腔黏膜吸收雖然被發現的很早，但僅侷限在醫療產業，所以關於口腔黏膜吸收的相關知識與市面上可見到的民生商品也非常罕見。

舌下吸收式最大的優點就是即效性。由於含在舌下，不會被胃酸破壞成分，直接和血液進入全身行循環作用。

口腔黏膜吸收（Buccal absorption 或 Oral absorption），是一種透過口腔內擴散作用的吸收方式。營養物質可透過口腔黏膜滲透到微血管，再將其帶入體內循環，如此一來，可避免肝臟、胃腸道、酵素的破壞，增強效果。也避免了肝腎的代謝物，造成肝腎的損傷。

口腔黏膜吸收雖然被發現的很早，但僅侷限在醫療產業，所以關於口腔黏膜吸收的相關知識與市面上可見到的民生商品也非常罕見。

口腔內各區黏膜厚度不一，從100-600微米皆有，相較於口頰、上顎等，舌下黏膜為當中最薄，厚度介於100-200微米，通透效能也最佳，再加上充分的血流供應，遂能在短時間內完成藥物吸收並發揮藥效。當然，主成分本身的特性，包括脂溶性、滲透性、pH值、分子量，以及藥品劑型設計等，也都會影響舌下給藥的治療效果。

不同的營養品有不同的分子結構，有些分子結構會被胃酸破壞或因為不易分解，最後被人體吸收的營養素所剩無幾。但如果營養素直接由舌下或口腔黏膜吸收，吸收率可高達百分之八十以上，才能呈現營養素的效果。

一般而言口服速溶膜劑特點為：薄而優雅的薄膜，提供各種尺寸和形狀，服用時無窒息風險，易於患者使用，快速崩解或溶解，薄而輕寄送方便，在口中留下極少或沒有殘留物。與其他劑型相比之優點為：改善口服吸收，提高生物利用度，提高患者的服藥意願，尤其是對於小孩及老年人族群，在疾病緊急發作的情況下很有用。

凝膠類型的薄膜是以植物為對象，是素食者的首選，因為這型的薄膜不是由動物製成的，是用來掩蓋味道、顏色、層次並具有腸溶特性。

而晶圓是製薄膜加載晶圓的不同方式之一，用於局部或口服給藥的薄膜中的藥物。製成薄膜後再添加藥物成分，本法可提供藥物更能快速溶解和釋放。

❖ 2. 口溶薄膜奈米產品新專利技術

傳統的製造奈米分子的方法會破壞原料的營養成份，但

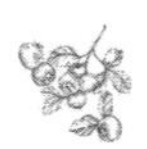

是口溶薄膜奈米產品新專利技術結合了藥物口腔速溶膜劑及奈米技術，創造出一個獨特的全新的方法，將天然的植物元素奈米化，製程是採用最先進的排除法而非傳統合成的奈米化製程，完全無麩質，無基因改造，無大豆蛋白，無乳製品及無堅果類等。

口溶薄膜奈米保健產品經由舌下腺吸收到血液中，其奈米傳輸速度小於100 nm，比其他補充品進入細胞快40倍，不經消化系統約30秒就傳至全身。

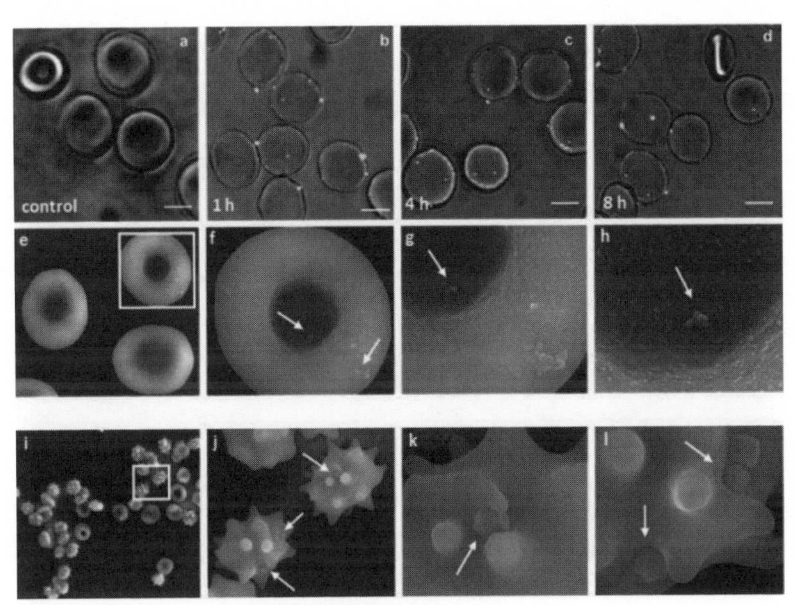

小分子粒子大小，決定營養素被細胞吸收速度。
奈米粒子越小細胞，吸收營養物質的速度越快。

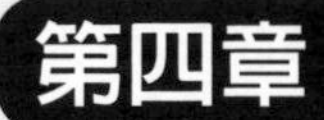

人人都需要的保健食品種類、成分及功效

一、能量活力營養素

❖ 1. 維生素E

維生素E是一種脂溶性維生素。又稱生育酚（tocopherol），名稱「生育酚」源自希臘語「Tocos（分娩）」和「Phero（給予力量）」特別是D-α-生育酚廣泛普遍存在於自然界中，由植物、藻類、藍藻等光合生物合成，廣泛用於醫藥、食品、飼料等領域，作為治療疾病、補充營養，以及作為食品添加劑的抗氧化劑。

維生素E本身通過消除自由基成為維生素E自由基，防止自由基對脂質的連鎖氧化。生成的維生素E自由基通過維生素C等抗氧化劑再生為維生素E。

天然存在的維生素E以八種化學形式存在（α-、β-、γ-和δ-生育酚以及α-、β-、γ-和δ-生育三烯酚），它們具有不同程度的生物活性。阿爾法生育酚是唯一被認可滿足人類需求的形式。在體內，維生素E還可以作為抗氧化劑，幫助保護細胞免受自由基造成的損害。自由基是我們的身體將我們吃的食物轉化為能量時形成的化合物。人們還因香煙煙霧、空氣污染和來自太陽的紫外線而暴露於環境中的自由基。維生素E已被證明可以減少LDL膽固醇的氧

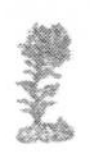

化（由自由基引起）。身體還需要維生素E來增強其免疫系統，從而抵抗入侵的細菌和病毒。它有助於維持健康的血管並使血液在心血管系統內輕鬆流動。此外，細胞利用維生素E相互作用並執行許多重要功能。維生素E可以延緩與衰老相關的認知衰退。在女性中，較高的維生素E攝入量與較長的端粒長度相關。

輻射會引起紅血球溶血反應，這是由於輻射會產生活性氧，脂質過氧化作用破壞細胞膜所致。在對大鼠的研究中，維生素E 給藥顯著抑制了輻射和細胞胞器粒線體、微粒體和核醣體的脂質過氧化引起的紅血球溶血。

被稱為「回春維生素」的維生素E具有使血液流動順暢的血液循環促進作用、調節荷爾蒙平衡的作用、防止衰老的抗氧化作用以及通過防止在體內產生的脂質過氧化物增，對血管老化有抑製作用。

攝取維生素E可使血液暢通，將新鮮的氧氣和營養輸送到身體的每一個角落，緩解因血液循環不暢導致的疲倦和肩膀僵硬，使易受涼的四肢變暖，此一維生素對月經不調的女性和開始感到身體衰退的老年人特別有功效。

❖ 2. 維生素B_{12}

維生素B_{12}又稱作鈷胺素（cobalamin）、氰鈷胺

（cyanocobalamin），屬維生素B群的一員，是一種水溶性維生素，是唯一含有鈷的維生素，也是人體必需的13種維生素之一。維生素B_{12}又被稱為「記憶力的維生素」，具有保護神經細胞的功能，可改善健忘或注意力不集中的問題。此外，可與葉酸（folate、folic acid，也稱為維生素M，維生素B_9）協同運作，有助於造血功能，缺少會引起貧血的問題。維生素B_{12}是維生素中屬於水溶性維生素的一種生理活性物質，是紅色或粉紅色的，因為含有鈷，維生素B_{12}參與新陳代謝，可協助醣類、蛋白質和脂肪的細胞代謝，同時協助脂肪酸、蛋白質的合成。

維生素B_{12}可參與細胞分裂和DNA的合成，並具有保護神經細胞的作用，與神經鞘的合成有關。缺少時也會影響神經細胞的正常功能，適度補充有機會可改善健忘或注意力不集中問題。

另可參與造血作用，與葉酸可同時促進紅血球的生成，缺乏有可能會引起巨球性貧血（macrocytic anemia）等問題。

維生素B_{12}在體內用於再生葉酸，因此一部分維生素B_{12}的許多功能被足量的葉酸所取代。

❖ 3. 鎂

鎂（magnesium）是原子序數為12的元素，氧化鎂和作為

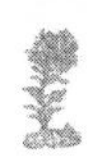

含氧酸成分的鎂因其苦味也被稱為苦鹽，含鎂的水叫苦水。

除了用於治療和預防鎂缺乏症外，有研究認為在乳酸存在下可有效緩解腿抽筋。

鎂是生物體不可缺少的成分，鎂是人體中第四大最豐富的礦物質，其中一半被發現在骨頭中，其他的鎂存於身體細胞內組織和器官。鎂這種礦物質對於300多種必不可少體內生化過程，包括幫助保持肌肉健康和正常神經功能、心臟節律穩定、維持免疫系統，並維持骨骼強壯。還有助於維護血糖健康水平，慢性不足會導致脂肪細胞分泌減少，增患第2型糖尿病的風險，還能促進正常的血壓水平，鎂是以能量代謝和蛋白質合成聞名。

醫檢方面檸檬酸鎂可在結腸鏡檢查中用作緩瀉劑，氧化鎂（MgO）也稱苦土，是鎂的氧化物，一種離子化合物可作為瀉藥，以緩解便秘的不適症狀。胃腸藥中加入氧化鎂、氫氧化鎂等弱鹼以中和胃酸。在食物中，少量的鎂是從豆腐和天然鹽中所含的滷水中攝取的。

使用NMR進行的測量表明，曾嘗試或企圖自殺的難治性抑鬱症患者的腦脊液中鎂含量較低，而抗抑鬱藥具有增加大腦中鎂含量的作用，鎂對難治性抑鬱症患者是有幫助的，此外，服用甘氨酸鎂（magnesium glycinate）或牛磺酸鎂（magnesium taurate）可在約1週的短時間內也改善症狀。

醫學上研究鎂與免疫系統是有關係的，在一項針對停經後婦女的研究中，鎂攝入量與各種疾病變化度成反比，炎症相關的生物標誌物數量也成反比，就是表明鎂的攝入量越高，體內的炎症反應就越小。

❖ 4. 人參

人參（學名：Panax ginseng C.A. Meyer）是五加科多年生植物，在日本又稱人參或高麗參，歷史悠久，2000年前在中國文學及中藥材書籍中就有介紹，現代臨床研究對其仍一直有討論，人參是亞洲各地常見藥材之一。

人參萃取物如高麗人參（P. ginseng），華南人參（P. notoginseng）和美國人參（P. quinquefolius）根，內含人參多醣（ginseng polysaccharides）和人參皂苷（ginsenosides）。

人參皂苷是指存在於人參中的配糖體，人參皂苷分為三類：原人參二醇（protopanaxadiol，PPD）、原人參三醇（protopanaxatriol，PPT）和齊墩果酸（oleanolic acid），各有各的特點，但PPD系統對中樞神經系統有抑制用，能擴張末梢神經，使人處於平靜和放鬆的狀態。另一方面，PPT系統則能使中樞神經系統興奮，收縮血管並產生活力，這兩種完全相反的作用以平衡的方式進行，能維持正常的身心狀態。在當今生存壓力重的世界中，提高心靈的防禦能力並建

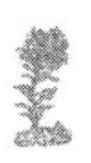

立更具適應性的身體是很重要的。高麗參的多醣類有增強免疫力、抑制腫瘤、降低血糖的功效，臨床上人參多醣的用於治療癌症，尤其對治療胃癌和大腸癌有一定的效果。所以目前已知人參萃取物中樞神經系統（CNS）疾病與其他疾病均得到廣泛研究治療效果，包括阿茲海默症，帕金森氏症，腦缺血，抑鬱和許多其他神經系統疾病包括神經發育障礙等。

❖ 5. 瓜拿納

瓜拿納（葡萄牙語：guaraná-Guarana，學名：Paullinia cupana）是無患子科*Paullinia*屬的藤本植物。原產地是巴西亞馬遜河流域。瓜拿納富含幾種生物活性物質有皂苷、單寧、油脂黃嘌呤、四甲基黃嘌呤、油脂兒茶素，表兒茶素、原花青素和生物鹼，如可可鹼、茶鹼等，生物鹼與咖啡因相似，具有與咖啡因相似的特性，但作用比咖啡因更溫和、更持久。對體重控制和代謝改變具有效果。據研究瓜拿納中所含的咖啡因具有刺激大腦清醒和提高注意力的功能。

大腦中有一種叫做腺苷（adenosine）的神經遞質。腦細胞通過接受這種腺苷來抑制興奮。

接受腺苷的受體也可以接受咖啡因，當這種受體接受咖啡因時，因不能抑制腺苷，大腦一直保持興奮狀態。隨著大腦繼續興奮，交感神經也興奮，腎上腺髓質分泌腎上腺素。

腎上腺素激活心臟收縮使大量血液循環到肌肉和大腦的功能，增加腎上腺素的作用濃度，還具有加快呼吸的作用，可吸收大量氧氣，讓身體瞬間可以劇烈運動，由於這些功能，可以說服用瓜拿納具有暫時提高運動成績的效果。

瓜拿納中所含的瓜拿納素和咖啡因增加了心臟泵的力量，泵送血液以增加血流量，因此，氧氣和能量分佈到身體的每一角落，有恢復疲勞的效果。近來醫學研究並證實瓜拿納能預防高血壓，肥胖相關和老年代謝綜合症狀，可增加精神和肌肉強度及忍耐力，並減少運動和疲倦。

瓜拿納中黃嘌呤衍生物具有利尿作用，黃嘌呤衍生物透過抑制腎小管對水的再吸收和增加腎臟的血流量來排出多餘的水。

❖ 6. 非洲芒果

非洲芒果（Irvingia gabonensis或African mango ）是一種在非洲、印度等熱帶地區自然生長的樹，結出的果實像芒果。在非洲，非洲芒果的果實早已被用作減肥藥材。

最近的研究證實，從非洲芒果樹的種子中提取的萃取物具有抑制食慾、燃燒脂肪作為肥胖症的治療輔助品，有助於提升低密度脂蛋白（LDL）膽固醇濃度、降低血糖濃度、減輕腹瀉，糖尿病，疝氣和發燒等功效。

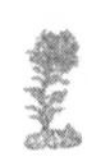

非洲芒果樹提取物效果驗證：在服用非洲芒果樹提取物300 mg/天的組和未服用組（安慰劑組）的人體臨床研究中，將服用非洲芒果樹提取物的組與對照組進行比較攝入前，攝入第4週後，體重、體脂率、腰圍、低密度脂蛋白膽固醇等均有顯著下降，攝入第10週時，體重約為13%，體脂率下降約18%，腰圍約16%，低密度脂蛋白膽固醇下降約27%。（對象：19-50歲，男女，BMI 26-40，50-52每組）

（科學文獻FOOD Style 21、15(4)、53-57(2011)、Yoshiaki Shioshima等）

❖ 7. 輔酶Q10

輔酶Q10（coenzyme Q10，CoQ10），又稱泛醌（ubiquinone，UQ）、輔酶Q（coenzyme Q，CoQ），是一種存在於包括人類在內所有進行有氧呼吸的真核生物中的輔酶，輔酶是指酶的一種輔助因子，為酶催化活性進行代謝所必需，且與酶蛋白結合鬆散，是一類可以將化學基團從一個酶轉移到另一個酶上的有機小分子。輔酶本身不是酶的組分，也無催化作用，但在酶反應中有傳遞電子、原子或某些功能基團的作用，有許多維生素及其衍生物，如核黃素、硫胺素和葉酸，都屬於輔酶。

Q10存在於動、植物界中，被認為是「非維生素營養素」，意味著可從食物中攝取或於人體內製造，是人體產生的自然抗氧化劑。

輔酶Q10，也有還原型輔酶Q10、等保健食品，具有恢復疲勞、消除肥胖、抗衰老等多種功效，有很多針對中老年人的產品很有吸引力。

輔酶Q10不僅可以在體內產生能量，還可以保護身體免受氧化影響，氧化後過剩自由基是衰老的原因（即身體生鏽）。另外，由於輔酶Q10可作為藥物使用，有人認為輔酶Q10保健食品與藥物具有相同的功效和安全性。

輔酶Q10產品有緩解疲勞、消除肥胖、美容等功效已被證實，醫學臨床上已將輔酶Q10藥物（通用名ubidecalenone）的每日攝入量設定為30 mg，作為「基礎治療期間輕度和中度充血性心力衰竭症狀」的適應症（心臟興奮劑）。

人體細胞使用輔酶Q10進行生長和維持，但隨著年齡的增長，體內的輔酶Q10會降低，輔酶Q10水平也一直被發現在患有某些疾病（例如心臟病）的人群中較低。

二、調整體質營養素

❖ 1. 山桑子

山桑子（Vaccinium myrtillus）是一種深藍色漿果，也被稱為歐洲藍莓，山桑子（Bilberry）或覆盆子，水果與美國藍莓（Vaccinium corymbosum）非常相似，但果實更小更黑。

歷史上山桑子已被使用到很多疾病，如用於局部緩解未成年人炎症，胃腸道疾病以及各種眼疾，包括差的夜視和眼睛疲勞，又因富含花青素，具有抗氧化劑，血管保護和抗炎作用。

二戰期間英國皇家空軍飛行員在夜間行動中服用山桑子果醬以澄清視力的著名故事中經常提到山桑子，七項隨機對照研究試驗表明，山桑子衍生的花青素可在電腦工作站工作期間逐漸減輕眼睛疲勞。

山桑子被認為是黃酮類化合物（flavonoids，又稱類黃酮）的良好來源，由於不被認為是維生素，但是在人體生物體內的反應裡具有營養功能，曾被稱為「維生素P」，例如具有抗氧化或抗發炎反應功效。也被認為可以抵抗或是減緩腫瘤的形成。山桑子果實所含花青素和低聚原花青素

（oligomeric proanthocyanidins，OPC），即使在同一產地含量也有很大差異。

近來用大鼠實驗提供了初步證據，表明山桑子攝入可抑制或改善眼部疾病，例如與年齡相關的黃斑變性等。

另有研究指出，花青素可能具有抗肥胖作用，具有抗糖尿病作用，改善視力和神經健康，並可以預防各種非傳染性疾病，此外，山桑子的攝入量可能對減輕牙齦發炎所造成的影響。

❖ 2. 馬基莓

馬基莓（Maquiberry）或稱智利白里葉莓（Chilean wineberry），智利酒果（學名：*Aristotelia chilensis*）屬於杜英科（Elaeocarpaceae）的一種樹種，是一種原產於智利和阿根廷南部，靠近南美洲西南海岸熱帶雨林的一種植物。

馬基莓是在南美的漿果，含八種花青素，包括翠雀花素（delphinidin）和矢車菊素（cyanidin）等，每100克新鮮水果總花青素含量為138毫克，其中最主要的花青素稱為「翠雀花素3-桑布雙糖苷-5-葡萄糖苷」（delphinidin 3-sambubioside-5-glucoside），佔總花青素比例約34%。

馬基莓已經被證明可在臨床研究中表現出卓越抗的發炎作用，抗氧化功能有助於減少血液裡的低密度脂蛋白膽固醇

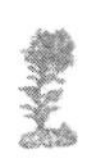

（LDL cholesterol），並降低患心臟病的風險，在31名患有前期糖尿病（prediabetes）者經三個月的臨床研究中，180毫克濃縮的馬基莓果補充劑可以將血液低密度脂蛋白膽固醇水平降低了12.5%，血糖降低5%，抗氧化功能證明有可能減少癌細胞複製，抑制腫瘤生長並誘導癌細胞死亡，過度暴露在陽光下的紫外線會導致皮膚過早老化，在研究中，馬基莓果抑制了紫外線對細胞的損害。此外馬基莓也用作天然關節藥物。漿果中的植物生化素可能有助於重整腸道微生物群，增加有益菌的數量，促進腸內有益細菌的生長、益於腸道健康。

❖ 3. 巴西莓

巴西莓，巴西紫莓或阿薩伊漿果（Acai，學名：*Euterpe oleracea*）是原產於巴西亞馬遜地區的棕櫚科植物，果實外觀與藍莓相似，但在植物學上它與藍莓或其他漿果的關係並不密切，種子占體積的95%，可食部分僅占5%。由於它本身幾乎無味，因此通常將其與其他水果混合使用。

Acai是棕櫚科的一員，因此在英語中，植物本身被稱為acai palm，果實被稱為acai，但*Euterpe*屬的其他棕櫚樹也被稱為acai palm。在巴西，這種植物被稱為açaizeiro，果實被稱為açaí。

巴西紫莓果非常有營養，100公克巴西紫莓中所含的多酚含量約為4.5公克是可可果的4.5倍左右，藍莓的18倍左右。此外，鐵是肝臟的三倍，並富含膳食纖維和鈣。此外，生長點（棕櫚心）可收穫並用作沙拉的蔬菜

攝取巴西莓果能增加過氧化氫酶活性、提升總抗氧化能力，並減少活性氧的產生，有助降低空腹血糖、胰島素水平、餐後血糖上升速度、總膽固醇、低密度脂蛋白膽固醇等，所以改善代謝症候群（metabolic syndrome），巴西莓果也有助於改善非酒精性脂肪肝，包括降低谷丙轉氨酶（alanine transaminase）、鹼性磷酸酶（Alkaline phosphatase）大泡脂肪變性（macrovesicular steatosis）等，並增加抗氧化能力，可以提高身體能量，改善消化，增強精神清晰度，排毒和淨化系統，減緩自然衰老的過程，並增加皮膚的生命力，所以有「生命之果」暱稱。

❖ 4. 橄欖葉

橄欖葉是橄欖樹的葉子。橄欖油因其味道和健康益處而聞名，橄欖葉片萃取物對人類健康有幫助。歷史上一直使用橄欖葉的好處在傳統醫學臨床實務中作為治療各種疾病，常用於民間療法。

橄欖葉長期以來一直在地中海國家用作藥物。近年來，

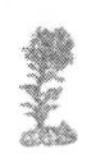

對橄欖葉的研究取得了進展，已知它含有許多活性成分。

橄欖葉寬1厘米，長4-8厘米，形狀因品種而異。葉子表面覆蓋著透明的角質層，有光澤。背面有細毛，顏色發白。

在地中海沿岸，橄欖葉以各種形式使用了數千年。橄欖茶是最熟悉的。將葉子注入茶和飲料是很常見的，具有保健和鎮靜作用，也已被用作民間藥物。此外，橄欖葉粉被用作治療瘧疾和解熱的藥物。

橄欖葉的有效成分很多，依最近的研究，橄欖葉比水果含有更多的多酚，葉萃取物中所含的多酚含量是紅酒的2.2倍，綠茶的3.3倍。

橄欖苦苷（0leuropein）是一種多酚類物質，具有極好的抗菌和抗氧化作用。另還含有一種叫做羥基酪醇（hydroxytyrosol）的多酚，具有殺菌和解熱作用。還有和水果一樣，富含鐵、鈣、維生素E、油酸、烯醇酸等，橄欖葉可以說是天然成分的寶庫。

特別是橄欖苦苷具有多種作用。首先，抗菌作用促進體內免疫細胞的活化，對預防感冒和流感有效。由於其抗氧化作用，它還具有降低血壓、膽固醇和血糖濃度的作用。具有降低心肌梗塞、中風和糖尿病等生活方式相關疾病風險的作用。

橄欖苦苷還有助於膠原蛋白的產生，可以有效地保持青春，因為它的抗氧化活性可以抑制黑色素的產生，黑色素會導致老年斑。此外，還具有抑制活性氧、抗炎、利尿等作用。

無論現在還是過去，主要的橄欖產區都是地中海沿岸，但世界上超過90%的橄欖產於地中海以外的國家。另一方面，其他國家的橄欖生產也很活躍，種類繁多的橄欖使市場成為戰國時代。

❖ 5. 硒

硒（selenium）是原子序數為34的元素，元素符號為Se。硫屬元素之一，也是人類的基本要素之一，對身體健康必不可少，並且需要少量。

硒以硒代半胱氨酸（selenocysteine；簡稱Sec、U；亦簡稱為Se-Cys）的形式摻入蛋白質中，主要起硒蛋白的作用。硒被認為與維生素E和維生素C一起保護身體免受活性氧和自由基的侵害，有助於心臟病等慢性疾病的發展和癌症，也與維持免疫系統有關。

硒蛋白包括參與抗氧化劑的多種酵素和將硒轉運到外周組織的硒蛋白P（selenoprotein P），硒蛋白P是一種含有硒半胱氨酸的血漿蛋白，也是一種運輸蛋白。

硒存在於肉類、植物等日常食品中，並不容易缺乏，但食品中硒的含量，尤其是植物來源，取決於生長土壤中硒的

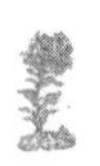

含量。因此，硒含量低的土地上的居民普遍存在硒缺乏症。中國黑龍江省克山縣就是這樣一個地方，以充血性心力衰竭為特徵的克山症（Keshan disease）是眾所周知的。研究人員認為是硒的緣故，因為透過給患者補充硒而得到改善。此外，中國河南省臨縣也是硒含量較低的土壤，這片土地上胃癌的發病率很高，但也有一種理論認為亞硝基化合物對此亦有影響。

此外，已有研究指出血硒濃度與前列腺癌的相關性，據說血硒濃度減少是前列腺癌的危險因素，補充硒可降低患前列腺癌的風險。

如上所述，人類很少有缺硒症狀。因此，硒缺乏被認為是缺乏的次要因素。換言之，由於硒與維生素E等有協同作用，因此認為它是由於兩種營養素的缺乏症狀的協同作用而出現的。在克山症中，硒缺乏被認為會促進克沙奇病毒（coxsackievirus）的突變，從而提高致病率。

❖ 6. 鋅

鋅（zinc）是一種原子序數為30的金屬元素，元素符號為Zn。鋅族元素之一。穩定的晶體結構是六方密排結構（HCP）金屬，是16種必需礦物質之一（無機）。

鋅是生物體內僅次於鐵的第二重要微量元素，體重70

公斤的人平均含有2.3克。據研究鋅的生物半衰期為280天，參與100多種酶的活性，主要對酶的結構形成和維持至關重要，這些酶的生理作用是多種多樣的，包括維持免疫系統、傷口癒合、精子發生、味覺感知、胎兒發育和兒童成長等。其中以碳酸酐酶（carbonic Anhydrase，CA）最重要，碳酸酐酶是紅血球的主要蛋白質成分之一，在紅血球中的地位僅次於血紅蛋白，主要功能為在血液及其他組織中維持酸鹼平衡、幫助體內組織排除二氧化碳等。

此外，鋅還參與水解酶的活性，並在參與細胞分裂，因為鋅透過水解裂解DNA和RNA的磷酸酯。

所有進入人體的鋅都來自食物，在人體中，骨骼中含量豐富，其次是身體組織，最低的是血液，只有7 ppm。在身體組織中分布於眼球、肝臟、肌肉、腎臟、前列腺和脾臟。鋅也作為體液，在精液中含量豐富，其中，鋅儲存器官是骨骼和脾臟。消化系統佔鋅排泄途徑的90%，其餘為尿液和汗液，對於男性來說，適量的鋅攝入具有增加精子發生和提高性慾的作用。

雖然鋅是16種必需礦物質之一，但高濃度的鋅對人體有害。吸入蒸氣會導致呼吸問題，並導致全身痙攣，尤其是四肢。雜質在工業生產的產品中也可能是有害的。

三、幫助入睡（放鬆）營養素

❖ 1. 纈草

纈草（學名：Valeriana officinalis）是一種多年生耐寒開花植物，在北半球每年6月至9月是其花期，會開出芬芳的白色或粉紅色花朵，纈草原產於亞洲部分地區和歐洲，現在已被栽培到北美洲。纈草在藥理學和本草療法中是一種草藥，其根部可作為膳食補充劑使用。

自古希臘希波克拉底時代以來，纈草就在西歐被用於鎮靜和催眠，目前世界各地都在使用纈草根，在美國用作酊劑、浸泡劑或粉末狀的補充劑，以及乾萃取物膠囊和錠劑的型式。纈草通常與其他傳統上用於促進睡眠的草藥混合使用，如啤酒花、西番蓮、檸檬香脂、薰衣草和德國洋甘菊等。

纈草的所有29項臨床試驗（5,201名受試者）均被發現可有效改善焦慮、睡眠障礙和情緒，大多數臨床試驗表明，與安慰劑相比，纈草顯著改善了睡眠障礙患者的睡眠。最近，有報導稱將其與一些草藥結合使用。其中包括與啤酒花混合的改善鎮靜和失眠用、與啤酒花混合對駕駛安全的幫助以及聖約翰草對非慢性、非精神性睡眠障礙的改善等。與苯二氮平類（Benzodiazepines，BZD）藥物，以及樟腦，仙人掌與對功能性心血管疾病、低血壓和過敏反應者均有助益。兩項雙盲安慰劑研究證實，纈草與檸檬香脂混合可改善失眠患者的睡眠質量，並且不會影響駕駛或機器操作。一項隨機、雙盲、安慰劑交叉研究表明，纈草、啤酒花和檸檬香脂的混合物可有效改善失眠症，豐富的歷史經驗支持纈草對失眠和焦慮的確有效。

❖ 2. 薰衣草

薰衣草屬（學名：Lavandula）是唇形科的一個屬，約有25-30種，屬名Lavandula源於拉丁語lavo，意為「洗澡」，指其香水供沐浴用，薰衣草是薄荷科的花香。

傳統上在古埃及、希臘、羅馬、阿拉伯、歐洲等薰衣草用作藥材和烹飪，其香味被用作芳香植物。薰衣草種植始於1930年代，但在此之前，它主要是從野生物種中收穫的。

薰衣草自古以來就被用作治療多種疾病的靈丹妙藥，對焦慮、煩躁、失眠、抑鬱症狀、精神穩定、鎮痛、胃部不適、脫髮、驅蟲／殺菌等有效，一直被視為傳統療法。

第一次世界大戰期間，薰衣草精油也被作為藥物治療並在醫院使用，但成分的組成因物種而異，不僅氣味不同，藥效也不同，口服薰衣草油約6-10週就可改善焦慮和失眠。

所以薰衣草已不僅是一種芳香植物。現代科學已證明，

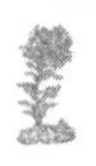

這種草藥也被廣用於醫藥和治療。有助於安全睡眠，可能有助改善皮膚狀況，是緩解疼痛的天然療法，減輕壓力和沮喪，有益皮膚。對於燒燙傷、頭痛、牛皮癬和其他皮膚疾病有幫助，具鎮定、止痛、放鬆的效果。

❖ 3. 紅景天

紅景天（學名：Rhodiola rosea）是景天科紅景天屬的植物，分布於日本、朝鮮、俄羅斯、蒙古以及中國吉林、河北、山西、新疆等地，生長於海拔1,800至2,700公尺的地區，多生長於山坡林下或草坡上，目前尚未由人工引種栽培。

紅景天，被稱為「金根」或「北極根」，在歐亞傳統醫學中作為天然滋補品使用，有改善情緒和減輕抑鬱的作用。俄羅斯研究顯示可以改善身體和心理表現，減少疲勞並改善高原反應。

紅景天的作用被認為是增加血清素（serotonin）和多巴胺（dopamine，DA）濃度。血清素是一種內分泌激素，因為與感到快樂、幸福的情緒有關，又被稱為「幸福因子」或「快樂激素」。根據一些實驗發現，憂鬱症患者大腦中的血清素，比起健康的人較不足。而多巴胺是一種重要的神經傳遞物，可影響一個人的情緒，血清素和多巴胺的量增多可改變憂鬱情緒。

紅景天也能影響阿片肽（opioid peptides）如β-內啡肽（endorphin）。β-內啡肽是由腦下垂體和脊椎動物的丘腦下部所分泌的氨基化合物（肽），能與嗎啡受體結合，產生跟嗎啡、鴉片劑一樣有止痛和欣快感，等同是天然的鎮痛劑。紅景天與尼古丁等中樞神經系統興奮劑相比，這種作用對健康造成的嚴重損害較小。

❖ 4. 西番蓮

西番蓮屬（*Passiflora*）又叫熱情果、雞蛋果，產於美洲的熱帶及亞熱帶地區。原產於巴西，巴拉圭，在世界各地約有5百多個品種，其中百香果（Passiflora edulis）則是最有名的成員，為重要的熱帶水果Passiflora這個詞來自拉丁語「Passio」，因為在1529年，西班牙「征服者」形容它的花朵象徵基督的「熱情」。

西番蓮具有鎮靜作用，可緩解神經緊張和精神焦慮。對因過度緊張和精神焦慮引起的腸易激症候群（irritable bowel syndrome，IBS）、失眠、頭痛、神經痛、壓力性高血壓和哮喘有療效。這種草藥可用於治療所有神經系統疾病，若使用西番蓮涼茶，尤其是那些難以入睡的人將能夠自然入睡。

西番蓮還具有緩解肌肉痙攣和緩解疼痛的作用。據估

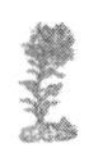

計，美國有5000至7000萬成年人患有慢性睡眠和覺醒障礙，女性的發生率較男性高（25%比18%），而且隨著年齡的增長，失眠症的患病率也在增加，大約50%的年長者受到影響，一項雙盲，安慰劑對照研究（為期1周，對象為41位輕度睡眠品質不佳者）指出，睡前飲用西番蓮茶（每包含2 g的西番蓮乾葉、莖、種子和花）能改善睡眠品質。

西番蓮也有助於改善更年期相關症狀，如月經不規則、月經持續時間長、月經量大、閉經、血管舒縮症狀（潮熱）、易怒、情緒波動、失眠、陰道乾澀、注意力難以集中、失禁、骨質疏鬆、抑鬱、頭痛等症狀。

四、保持青春美麗營養素

❖ 1. 膠原蛋白

膠原蛋白（英文：collagen，德文：Kollagen），膠原蛋白的名稱來自希臘語κόλλα（kólla），意思是「膠水」，-gen表示「生產」，早期人們煮沸馬匹和其他動物的皮膚和肌腱裡的膠原蛋白以獲得膠水。

膠原蛋白主要構成脊椎動物真皮、韌帶、肌腱、骨骼和軟骨的蛋白質之一，是多細胞動物細胞外基質（extracellular

matrix）的主要成分。人體內存在的膠原蛋白總量非常高，約佔人體所有蛋白質的25%，此外，膠原蛋白不僅在體內起作用，而且在人類生活中也以各種方式使用，皮革業使用動物皮革，但主要成分是膠原蛋白，膠原蛋白注射劑是美容藥物。

在空間結構上，膠原蛋白顯示出特殊的三股螺旋纏繞的結構，三條相互獨立的膠原蛋白（glycine，簡寫為Gly或G，即胺基乙酸）之間形成的氫鍵維繫三股螺旋相互纏繞的結構，構成膠原蛋白肽鏈的氨基酸殘基具有〔-(甘氨酸)-(氨基酸X)-(氨基酸Y)-〕和甘氨酸殘基每三個殘基重複的一級結構。該序列稱為膠原樣序列，是膠原蛋白的特徵。例如，在I型膠原中，該〔-(甘氨酸)-(氨基酸X)-(氨基酸Y)-〕具有1014個氨基酸殘基重複的序列，不含變性膠原蛋白。哈佛大學的一項研究發現，II型非變性膠原蛋白通過免疫耐受抑制關節炎症，當作老年人的保健食品，原料主要是雞軟骨，但近年來發現了使用鹼性溶液的萃取方法以及使用鮭魚鼻軟骨作為原料，使生產成本大幅降低。

明膠（gelatin）是膠原蛋白三維結構在高溫下變性的膠原蛋白，膠原蛋白的螺旋結構在高溫下斷裂，解離三聚體，並釋放出單鏈多肽鏈，明膠是一種變性膠原蛋白，用於食品和化妝品等各個領域。

測量足跟骨礦物質密度和骨代謝標誌物（骨型鹼性磷酸

酶、骨鈣素、血鈣、吡啶啉、脫氧吡啶啉）與骨質疏鬆症有關，但這些測量在膠原蛋白攝入組和對照組中進行。無顯著性意義發現值之間存在差異。

膠原蛋白是一種具有高保濕作用的蛋白質，膠原蛋白分子每3個殘基重複一次，除甘氨酸外的所有殘基都暴露在分子表面，可以在其周圍保留許多水分子，透過將其塗抹在皮膚表面，可以期待通過抑制水分從皮膚的蒸發，對皮膚的表皮層產生保濕效果，也可由被皮下吸收和使用。

膠原蛋白可使皮膚、指甲變更漂亮，每天服用5克膠原蛋白，12週後增加指甲神經酰胺和鞘氨醇，防止指甲變乾並提高了柔軟度。研究指出，每天吃7克膠原蛋白可改善83%的人的指甲脆性，而14克的膠原蛋白可使70%的人頭髮厚度增加約10%，使皺紋變細，甚至消失。

❖ 2. 兒茶素

兒茶素（catechin），又稱兒茶酸，屬於黃烷醇類物質，兒茶素是茶多酚中最重要的一種，約佔茶多酚含量的75%到80%，也是茶的苦澀味的來源之一。

兒茶素是狹義的化學式$C_{15}H_{14}O_6$表示的化合物，分子量為290.27。從廣義上講，還包括作為其衍生物的一系列多酚類物質，在這個意義上使用例子較多。廣義的兒茶素是茶的澀味成分，可經氧化聚合成單寧。

兒茶素具有多種生理活性，具有抑制血壓升高的作用、調節血膽固醇的作用、調節血糖濃度的作用，和抗氧化作用、抗衰老作用、抗突變、抗癌（食道癌、胃癌、結腸癌、結腸癌、胰腺癌、肺癌、前列腺癌、乳腺癌、膀胱癌）、抗菌、抗齲齒以及抗過敏作用等。兒茶素作為有效的抗氧化劑，可以防止自由基引起的細胞損傷。自由基是在你體內形成的高反應性粒子，當它們的數量過高時會損害你的細胞。吃富含抗氧化劑的食物，如兒茶素，可能有助於限制自由基損傷。此外，研究表明，像含「表沒食子兒茶素沒食子酸酯」（epigallocatechin gallate，EGCG）這樣的兒茶素可以減輕炎症並預防某些慢性病，包括心臟病、糖尿病和某些癌症。EGCG天然存在於幾種植物性食品中，但也可作為膳食補充劑。

EGCG聲名鵲起的大部分原因在於其強大的抗氧化能力和減輕壓力和炎症的潛力。自由基是高度反應性的粒子，會損壞您的細胞。過量的自由基產生會導致氧化應激（oxidative stress）。作為一種抗氧化劑，EGCG可以保護細胞免受與氧化應激相關的損傷，並抑制您體內產生的促炎化學物質的活性，例如腫瘤壞死因子-α（TNF α）。

研究表明，綠茶中的EGCG可以通過降低血壓、膽固醇和血管斑塊的積累來支持心臟健康——這些都是心臟病的主

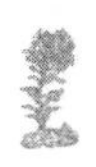

要危險因素。在對33人進行的為期8週的研究中，每天服用250毫克含EGCG的綠茶提取物可顯著降低4.5%的低密度脂蛋白（壞）膽固醇。另一項針對56人的研究發現，在3個月內每天服用379毫克綠茶提取物的人的血壓、膽固醇和炎症標誌物顯著降低。儘管這些結果令人鼓舞，但需要更多的研究來更好地了解綠茶中的EGCG如何降低心臟病風險。

早期研究表明，綠茶中的EGCG可能在改善神經細胞功能和預防退行性腦病方面發揮作用。在一些研究中，EGCG注射顯著改善了脊髓損傷小鼠的炎症，以及神經細胞的恢復和再生。此外，多項針對人類的觀察性研究發現，綠茶攝入量增加與年齡相關的大腦衰退以及阿爾茲海默病和帕金森病的風險降低之間存在聯繫。然而，現有數據並不一致。此外，目前尚不清楚EGCG是否具體或綠茶的其他化學成分具有這些作用。需要更多的研究來更好地了解EGCG是否可以有效預防或治療人類退行性腦病。

EGCG還可以促進減肥，尤其是與綠茶中天然存在的咖啡因一起服用時。儘管關於EGCG對體重影響的大部分研究結果並不一致，但一些長期觀察性研究指出，每天食用約2杯（14.7盎司或434毫升）綠茶與降低身體脂肪和體重有關。其他人體研究共同發現，服用100-460毫克EGCG和

80-300毫克咖啡因至少12週與顯著減輕體重和減少體脂有關。儘管如此，在沒有咖啡因的情況下服用EGCG時，體重或身體成分的變化並不一致。

在2020年開始在全球範圍內蔓延的新型冠狀病毒（COVID19）感染中，研究發現人們有喝綠茶習慣的地區和不喝綠茶的地區之間的感染率存在顯著差異，也包括含兒茶素量多的綠茶之探討，結果發現與EGCG有關，EGCG是「表沒食子兒茶素沒食子酸酯」，又叫「表沒食子兒茶素-3-沒食子酸酯」，商品名為綠茶素，是沒食子兒茶酚（Gallocatechol）與沒食子酸形成的酯，屬於兒茶素一種。EGCG透過與病毒表面的突起結合而具有削弱傳染性的作用。

茶萃取物正弦兒茶素（sinecatechins）在美國被批准為用於治療生殖器皰疹（HPV病毒）的藥物成分。

自1988年左右以來，茶萃取物已在工業上用於預防齲齒，特別是用於兒童糖果。此外，以茶兒茶素的多種生理作用為特徵的特定保健食品已獲批上市。

飲用兒茶素會增強肝臟和肌肉中消耗脂肪的酶的活性，進而更容易將脂肪作為能量消耗，也有瘦身消脂功效。

❖ 3. 覆盆莓

覆盆莓是一種受歡迎的漿果，味道香甜多汁。它們是維生素、礦物質和抗氧化劑的良好來源。覆盆莓的顏色多種多樣，從流行的紅色和黑色品種到紫色、黃色或金色。每種顏色的漿果都含有獨特的維生素、礦物質和抗氧化劑成分。

覆盆莓中的抗氧化劑含量可能有助於預防一系列健康狀況。維生素C和E、硒、β胡蘿蔔素、葉黃素、番茄紅素和玉米黃質都是抗氧化劑的可信來源，並且它們都存在於覆盆莓中。

覆盆莓還含有稱為類黃酮的植物化學物質，具有抗氧化作用。抗氧化劑幫助身體消除稱為自由基的有毒物質。身體在代謝過程中產生其中一些物質，但其他物質是由外部因素產生的，例如不健康的食物和污染。不健康食品包括加工食品以及高脂肪和高糖食品。

如果體內殘留過多自由基，就會造成細胞損傷，從而導致一系列健康問題。覆盆莓也是纖維的良好來源。一杯覆盆莓含有8克值得信賴的纖維來源。目前的指南建議，19歲及以上的成年人每天應攝入22.4克至33.6克的纖維，具體取決於年齡和性別。

專家建議，食用富含抗氧化劑的飲食有助於大腦和神經系統的健康。有證據表明，隨著年齡的增長，維生素C和E可能有助於保護人思考和記憶信息的能力。覆盆莓含有這些抗氧化維生素。

研究表明，一組黃酮類化合物，特別是花青素，可以抑制可能導致心血管疾病的炎症保護心臟健康。覆盆莓中也存在花青素。通過抗炎機制防止血小板積聚和降低血壓，從而降低患心血管疾病的風險。美國心臟協會可信來源鼓勵大多數人增加鉀的攝入量並減少飲食中的鈉含量。這些飲食調整有助於預防高血壓，這是心血管疾病的危險因素。覆盆莓中的纖維還可以幫助管理可信來源或防止：血壓／膽固醇水平／肥胖／心臟病／中風。

美國國家癌症研究所的可信來源指出，膳食中的抗氧化劑可能有助於保護身體免受肺癌、食道癌、胃癌和其他類型的癌症的侵害。2010年，科學家用米克紅樹莓提取物治療了胃癌、結腸癌和乳腺癌細胞。提取物殺死了90%以上的細胞。研究人員估計，大約一半的乳腺癌細胞被破壞是由抗氧化劑造成的。

漿果中的抗氧化劑可能有助於預防炎症，炎症可能是2型糖尿病的危險因素。可信來源綜述的作者得出結論，膳食纖維可能會降低患2型糖尿病的風險，並改善已經患有這種疾病的人的症狀。

在一項動物研究中發現，覆盆子似乎有助減輕關節炎症狀，包括緩解疼痛和發炎情形。另一份人體試驗中，攝取覆盆子能減輕退化性關節炎患者疼痛僵硬及日常行走活動上的困難，膝關節的柔韌性也獲得了小幅度的改善。已有多項文獻指出，其所具備的生物活性化學物質，能降低全身性的發炎反應。

覆盆莓中的纖維和水分有助於預防便秘並保持健康的消化道。充足的纖維可以促進排便的規律性，這對於日常毒素的排出至關重要。增加纖維攝入量還可能有助於：管理血壓／降低膽固醇水平／支持減肥。

覆盆莓含有抗氧化劑玉米黃質素，可以過濾掉有害的藍光，維護眼睛健康。年齡相關性黃斑變性（AMD）等問題方面發揮作用，AMD是一種導致老年人視力問題的疾病。

覆盆莓含有其他關鍵營養素，包括：維生素C：這種維生素對於製造膠原蛋白非常重要，人體需要膠原蛋白來保持皮膚和關節健康。覆盆莓含有葉酸：葉酸是細胞正常分裂所必需的。在懷孕期間，醫生會開藥以促進未出生孩子的健康成長。覆盆莓含有維生素K：身體需要這種維生素來維持正常的血液凝固。

覆盆莓和其他漿果一樣，提供維生素、礦物質、纖維和抗氧化劑。這些都對健康有益。與任何健康成分一樣，覆盆莓可以作為均衡營養飲食的一部分。

❖ 4. 白藜蘆醇

白藜蘆醇（resveratrol）是一種非黃酮類的酚類物質，白藜蘆醇是植物為了抵禦細菌或真菌入侵而產生的物質，天然白藜蘆醇的來源有葡萄、藍莓、樹莓及桑葚的果皮以及花生等。

白藜蘆醇補充劑與許多令人興奮的健康益處有關，包括保護大腦功能和降低血壓。白藜蘆醇是一種植物化合物，其作用類似於抗氧化劑。主要食物來源包括紅酒、葡萄、一些漿果和花生。這種化合物往往主要集中在葡萄和漿果的皮和種子中。葡萄的這些部分包含在紅酒的發酵中，因此它的白藜蘆醇濃度特別高。

(1) 白藜蘆醇補充劑可能有助於降低血壓

由於其抗氧化特性，白藜蘆醇可能是一種很有前途的降低血壓的補充劑。這種類型的壓力稱為收縮壓，在血壓讀數中顯示為上限。隨著動脈硬化，收縮壓通常會隨著年齡的增長而上升。當高時，它是心臟病的危險因素。白藜蘆醇可以通過幫助產生更多的一氧化氮來實現這種降低血壓的效果，一氧化氮會導致血管鬆弛。

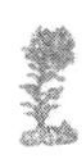

(2) 對血脂有積極作用

幾項動物研究表明，白藜蘆醇補充劑可以以健康的方式改變血脂。2016年的一項研究給老鼠餵食高蛋白、高多不飽和脂肪的飲食，並給它們補充白藜蘆醇。研究人員發現小鼠的平均總膽固醇水平和體重下降，而它們的良好低密度脂蛋白膽固醇水平增加。作為一種抗氧化劑，它還可以減少壞低密度脂蛋白膽固醇的氧化。低密度脂蛋白氧化有助於動脈壁上的斑塊積聚。在一項研究中，參與者服用了添加了額外白藜蘆醇的葡萄提取物。經過六個月的治療，與服用未濃縮葡萄提取物或安慰劑的參與者相比，他們的低密度脂蛋白下降了4.5%，氧化的低密度脂蛋白下降了4.5%。

(3) 延長某些動物的壽命

該化合物延長不同生物體壽命的能力已成為主要研究領域。有證據表明，白藜蘆醇可以激活某些抵禦衰老疾病的基因。它以與卡路里限制相同的方式實現這一目標，通過改變基因表達自己的方式，已經顯示出延長壽命的希望。然而，尚不清楚該化合物是否會對人類產生類似的影響。對探索這種聯繫的研究的回顧發現，白藜蘆醇增加了60%所研究生物體的壽命，但在與人類關係較小的生物體中效果最強，例如蠕蟲和魚類。

(4) 保護大腦

多項研究表明，喝紅酒有助於減緩與年齡相關的認知衰退。這可能部分是由於白藜蘆醇的抗氧化和抗炎活性。它似乎會干擾稱為 β-澱粉樣蛋白的蛋白質片段，這對於形成作為阿爾茲海默病標誌的斑塊至關重要。此外，該化合物可能會引發一系列保護腦細胞免受損害的事件。雖然這項研究很有趣，但科學家們仍然對人體利用補充白藜蘆醇的能力有疑問，這限制了它作為保護大腦的補充劑的直接使用。

(5) 可能會增加胰島素敏感性

至少在動物研究中，白藜蘆醇已被證明對糖尿病有多種益處。這些好處包括增加胰島素敏感性和預防糖尿病併發症。白藜蘆醇如何起作用的一種解釋是，它可能會阻止某種酶將葡萄糖轉化為山梨糖醇，一種糖醇。當糖尿病患者體內積聚過多山梨糖醇時，會產生破壞細胞的氧化應激。以下是白藜蘆醇對糖尿病患者可能帶來的更多好處。

可以防止氧化應激：它的抗氧化作用可能有助於防止氧化應激，氧化應激會導致糖尿病的一些併發症。幫助減少炎症：白藜蘆醇被認為可以減輕炎症，炎症是導致包括糖尿

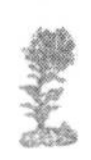

病在內的慢性疾病的主要因素。「激活腺苷酸活化蛋白激酶」（Adenosine 5’-monophosphate (AMP)-activated protein kinase，AMPK)：這是一種幫助身體代謝葡萄糖的蛋白激酶。活化的AMPK有助於保持低血糖濃度。白藜蘆醇甚至可以為糖尿病患者提供比沒有糖尿病的人更多的益處。在一項動物研究中，紅酒和白藜蘆醇對糖尿病大鼠的抗氧化劑實際上比沒有糖尿病的大鼠更有效。研究人員表示，該化合物未來可用於治療糖尿病及其併發症，但還需要更多的研究。

(6) 可以緩解關節疼痛

關節炎是一種常見的疾病，會導致關節疼痛和行動不便。正在研究以植物為基礎的補充劑作為一種治療和預防關節疼痛的方法。當作為補充劑服用時，白藜蘆醇可能有助於保護軟骨免於惡化。軟骨破裂會導致關節疼痛，是關節炎的主要症狀之一。一項研究將白藜蘆醇注射到患有關節炎的兔子的膝關節中，發現這些兔子的軟骨損傷較小。對試管和動物的其他研究表明，該化合物具有減少炎症和防止關節損傷的潛力。

由於紅酒中含有白藜蘆醇，因此出現了紅酒對心血管相關疾病有預防作用的理論。

白藜蘆醇對酵母菌、線蟲、蒼蠅和魚類有延長壽命的作用，因可作為一種超越物種的延長壽命的效應，所以引起了廣泛的關注。

在使用模型生物如小鼠和實驗動物的研究中，延長壽命、抗炎、抗癌、預防癡呆、抑制輻射損傷和降血糖、抑制參與脂肪合成和積累的酶等已有報導。

對人類的研究報告是對高血壓患者改善血管舒張反應、預防動脈硬化和增加腦血流量，有預防癡呆的潛力。此外，連續28天攝入2.5 g白藜蘆醇，即使是健康人也可觀察到血液生長因子IGF-1及其結合蛋白IGFBP-3顯著下降，使患乳腺癌和肺癌的風險降低，有研究指出，攝入250 mg或500 mg白藜蘆醇後45分鐘後，額葉血流量濃度呈依賴性增加，可改善大腦功能。

2011年，有一歐洲研究小組將白藜蘆醇施用於肥胖男性，結果與限制食物熱量有相同效果。另一項使用白藜蘆醇（150毫克／天）補充劑和安慰劑的雙盲比較研究在11名肥胖和11名健康男性中服用白藜蘆醇30天後，發現肥胖者在能量消耗、代謝率、血糖濃度、血壓下降，肝臟中積累的脂肪減少許多。

為了驗證含有白藜蘆醇的聖莓（Santa berry）對人體皮膚質量的改善作用，進行了一項以安慰劑食品為對照的雙盲平行組比較研究。將48名正常女性分為24個聖莓萃取物

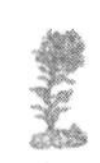

（含12毫克／40毫克反式白藜蘆醇）組和24個安慰劑膠囊，受試者每天口服一次，持續12週。測試項目為皮膚測量（皮膚彈性、角蛋白含水量）和意識問卷（VAS）。這些測試在攝入前、4週、8和12週後進行。結果，在聖漿果萃取物組中，與攝入開始相比，在攝入第8週和第12週時觀察到皮膚彈性顯著改善。從開始攝入到第12週，角蛋白水含量趨於增加，儘管與安慰劑組相比並不顯著。此外，在意識問卷中，在開始攝入4/8/12週後，在聖漿果萃取物組和安慰劑組中，所有與皮膚相關的項目均得到顯著改善。此外，未確認因攝入聖莓提取物而產生的副作用。從這些事實可以看出，女性的皮膚彈性通過連續12週攝入含有反式白藜蘆醇的聖莓萃取物得到改善，同時安全性也很高。

❖ 5. 留蘭香

留蘭香（Mentha spicata），又名綠薄荷、香薄荷、荷蘭薄荷、青薄荷、香花菜、魚香菜，有香味，莖、葉經蒸餾可提取留蘭香油。

留蘭香是薄荷屬植物，自古以來就被用作草藥，被用作草藥的歷史比薄荷更長。在聖經中被稱為薄荷的植物是長葉薄荷，也是留蘭香的一種，俗稱的薄荷是留蘭香和水薄荷（M. aquatica）的混合物。

600多個薄荷品種中，留蘭香歷史悠久，古希臘人更喜歡用留蘭香作為滋補品、香水和香精，尤其喜歡在浴缸裡放大量留蘭香洗澡，更以能夠治愈淋病等性病而聞名。在英格蘭，留蘭香是由羅馬人引進的，主要用於防止牛奶凝固。

在中世紀留蘭香是常用的口腔衛生劑，也用來治療牙齦上的瘡或牙齒美，即使在今天，留蘭香仍用於牙膏等口腔護理，也廣泛用作烹飪、糖果、飲料、浴鹽和化妝品的香料。

除了香味成分外，留蘭香葉還含有豐富的多酚成分迷迭香酸（rosmarinic acid，RosA）。此外，還含有單寧、咖啡酸、綠原酸、黃酮類、礦物質、維生素A、維生素C等。迷迭香酸是多酚成分之一，是一種天然抗氧化劑，比維生素E具有更強的抗氧化作用，具有防止細胞被活性氧損傷的作用之功效。

迷迭香酸消除胃和腸內積氣以改善疼痛作用即為驅風作用。另有增強大腦認知功能（注意力、注意力、語言理解）的效果，提高記憶力的效果，增加活力的效果等。

留蘭香中所含的香氣成分，具有放鬆頭腦、改善頭痛的作用，飲用溫和甜的留蘭香作為涼茶具有鎮靜作用。

各項研究顯示留蘭香有改善睡眠質量的效果，對各種消化系統疾病如嘔吐、便秘和腹瀉都有用，也可作為消化系統的補品，刺激食慾。還可以放鬆胃部肌肉，停止打嗝和噁

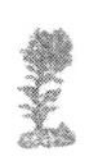

心，有效緩解胃痛、暈車和暈船。

留蘭香具有殺菌和防腐作用，並通過去除口腔中引起口臭的細菌來防止口臭。留蘭香還具有抗炎特性，有助於治療口腔潰瘍和牙齦潰瘍。

留蘭香具有清涼鎮靜的作用，有助於皮膚搔癢。此外，留蘭香中所含的迷迭香酸具有抗炎作用，可以有效改善輕度過敏。

五、逆齡保養營養素

❖ 1. 酪梨萃取物（Avocado extract）

酪梨是月桂科月桂屬的常綠喬木，一般指其果實。在墨西哥和拉丁美洲的西班牙語國家被稱為「Aguacate」。

酪梨是一種脂肪含量很高的植物，被稱為「森黃油」，其果肉中含有約16%，但脂質的主要成分是不飽和脂肪酸。酪鱷梨是一種健康的水果，因為不飽和脂肪酸可有效降低膽固醇和預防與生活方式有關的疾病。

酪梨果的種植已經有5000多年的歷史了，但記錄仍然存在於13世紀左右，當時從印加國王的墳墓中挖掘出牛油果種子。16世紀左右傳入美國，據說傳入歐洲和澳大利亞。

酪梨萃取物在臨床上功效包含以下幾種：

(1) 心血管相關疾病

酪梨是一種營養豐富的水果，富含維生素E等多種維生素和鐵、鉀等礦物質。此外，由於它含有大量不飽和脂肪酸，因此可有效改善血液流動和降低膽固醇水平。此外，它含有豐富的膳食纖維，對預防便秘很有效，因為它具有高能量，所以對防止夏季熱疲勞也很有效。

酪梨含有大量脂肪，其中大部分是油酸，在橄欖油中含量豐富。油酸具有比其他脂肪酸不易被氧化的特性，並具有降低體內壞膽固醇（LDL）的作用。膽固醇氧化並粘附在血管內部，堵塞血管，引起動脈硬化、心肌梗塞和腦梗塞。酪梨含有豐富的油酸，因此可以說具有降低膽固醇的作用。

酪梨也具有預防高血壓的作用，高血壓的原因是由於鹽攝入過多導致體內鈉含量增加。鈉與鉀保持平衡並保持細胞正常運作，但當鈉增加時，平衡會受到干擾，血壓會升高。酪梨富含鉀，可有效對抗因鹽過量引起的高血壓。

(2) 不良生活習慣病的預防／改善效果

酪梨具有預防生活方式相關疾病的作用。生活方式相關疾病是指日常生活方式與疾病發病密切相關的疾病的總稱。

這些包括糖尿病、中風、血脂異常和肥胖症。

(3) 緩解便秘的效果

酪梨含有豐富的膳食纖維，能有效預防便秘。膳食纖維吸水膨脹，吸附腸道內不需要的物質，排出體外。它還促進排泄，促進腸道蠕動。便秘由於腸道內的廢物腐爛而導致皮膚粗糙和身體狀況不佳。酪梨果含有豐富的膳食纖維，可以清潔腸道，有助於預防便秘，改善腸道環境。

❖ 2. 花椰菜萃取物（Broccoli extract）

花椰菜（Broccoli）英文名broccoli的詞源來自拉丁語brocchus，意為「突出」和「突出的牙齒」，取自意大利語單詞brocco，意為「莖」。法語名字是陽性名詞brocoli，比英語少一個c的拼寫，意大利語名字是broccoli（單數）和broccoli（複數）。原產地是地中海沿岸，原種是大白菜（學名：Brassica oleracea），是一種野白菜品種，被認為是一種接近羽衣甘藍的植物，被認為是花椰菜的原型。

花椰菜富含維生素B、維生素C、β-胡蘿蔔素、維生素K和鐵。在綠色和黃色蔬菜中，胡蘿蔔素的含量很少，但與葉菜不同的是，因為它可以一次大量食用，因此在營養上很有用。β-胡蘿蔔素在體內轉化為維生素A，有助於鐵的吸收，保持粘膜健康，並發揮抗氧化作用，有助於預防癌症和動脈硬化。維生素C特別豐富，即使煮沸減少，其含量也比新鮮的檸檬和草莓高。鐵和葉酸（B族維生素的一種）有助於預防貧血。維生素K有助於吸收鈣。它還含有很難從蔬菜中獲取的維生素E。

花椰菜莖可食用，含有類似於花蕾的營養成分，但膳食纖維含量也很高。

花椰菜萃取物在實驗動物研究中已經報導了幾種保健作用。

(1) 所含蘿蔔硫素（sulforaphane）是一種異硫氰酸酯，具有防癌作用和幽門螺桿菌抑制作用。

(2) 據報導，所含成分保綠康（Brolico）具有改善因糖尿病引起的健康惡化的作用。

(3) 在對大鼠的動物研究中，據報導所含吲哚-3-甲醇（Indole-3-carbinol, I3C）會抑制子宮癌。

曾在美國國家癌症研究所公佈的「Designer Foods Project」中被高度評價為具有防癌作用的成分。據說蘿蔔硫素在發芽的第三天在芽中的濃度最高。

❖ 3. 阿拉斯加藍莓萃取物（Alaska blueberry extract）

在美國，野生藍莓長期以來一直被土著人民當作新鮮水

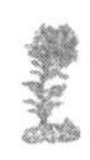

果和乾果食用。直到19世紀中葉，野生藍莓都是不分地主自由採集的，但自1865年左右開始向軍隊供應藍莓以來，藍莓就一直作為商品食用。它是一種水果。

當時還不知道水果的營養成分和功能，但阿拉斯加原住民都知道，吃藍莓果實有防病、解疲勞的功效，看來是做到了。

據說阿拉斯加原住民在冬天吃乾藍莓果實來預防壞血病，這是一種維生素C缺乏症。

阿拉斯加藍莓萃取物的作用包含以下幾種：

(1) 改善視功能的效果

眼睛可見機制首先將進入眼睛的圖像投射到眼睛的視網膜上（像相機中的膠片一樣的地方）。視網膜中有一種叫做「視紫紅質」的蛋白質，視紫紅質分解產生的電信號傳遞到大腦而可以看到。分解後的視紫紅質被重新合成，然後再次分解，以此類推，但由於疲勞和老化，視紫紅質重新合成的能力下降。

花青素有助於預防和改善由年齡和眼睛疲勞引起的腫塊、混濁和模糊，因為它們有助於重新合成這種視紫紅質。

還有一個特點是阿拉斯加藍莓含有多達15種花青素。

此外，阿拉斯加藍莓含有豐富的維生素A。維生素A是南瓜和芥菜菠菜等綠色和黃色蔬菜中含量豐富的營養素，它可以保護皮膚、眼睛、鼻子和喉嚨的黏膜，增強眼睛的視網膜，幫助眼睛適應昏暗的區域，可以防止夜盲症。

(2) 去除活性氧的效果

去除體內產生的活性氧的功能稱為抗氧化作用。

近年來，活性氧極有可能參與癌症、中風等生活方式相關疾病的發病，已成為重大社會問題。

紫外線、吸煙、壓力等會在體內產生活性氧，對細胞、血管等人體各個部位造成損害。

此外，活性氧不僅是生活方式相關疾病的原因，也是人體衰老和各種疾病的原因。

阿拉斯加藍莓中所含的花青素是一種多酚，具有抗氧化特性。

此外，通過測量各種蔬菜和水果的抗氧化能力，發現阿拉斯加藍莓的抗氧化能力相對較高。在花青素中，藍莓的特點是含有大量飛燕草素和花青素，具有很強的抗氧化作用，可以去除活性氧。

阿拉斯加藍莓含有豐富的維生素E，具有特別強的抗氧化能力，可望有抗衰老作用。

(3) 調整腸道環境的效果

阿拉斯加藍莓是可以與種子和果皮一起食用的水果。種子很小，在一粒穀物中含量豐富。

此外，通過食用阿拉斯加藍莓水果，可以毫無浪費地獲取水果中所含的膳食纖維。

阿拉斯加藍莓果實含有兩種膳食纖維，水溶性膳食纖維和不溶性膳食纖維。每100 g鮮果含3.3 g，約為香蕉的2~2.5倍。

通過服用這兩種膳食纖維，可以抑制小腸對糖分的吸收，降低膽固醇。

它還具有通過抑制腸道中產生的有害物質的產生來改善腸道環境的作用。

此外，它還具有調節腸道和緩解便秘的作用，因此對預防大腸癌也很有用。

阿拉斯加藍莓果實中不僅含有膳食纖維，還含有一種多酚類「單寧」和水溶性膳食纖維「果膠」，這兩種營養素具有改善腹瀉的作用。單寧具有「收斂作用」，保護受損的腸黏膜。此外，果膠還有吸收大便中的水分，調節大便硬度的作用。

(4) 預防膀胱感染的效果

阿拉斯加藍莓含有熊果苷，具有殺菌作用，可以防止細菌附著在膀胱上，預防傳染病。

六、護眼保養營養素

❖ 1. 葉黃素

葉黃素是一種以其抗炎特性而聞名的類胡蘿蔔素，具有許多益處，特別是與眼睛健康有關。廣泛的研究表明它能夠增強甚至預防與年齡相關的黃斑疾病，這是視力障礙和失明的主要原因。此外，多項研究強調了葉黃素在改善認知功能、降低癌症風險以及增強各種臨床條件下心血管健康指標方面的潛力。

❖ 2. 玉米黃質素

玉米黃質素是一種存在於眼睛細胞中的類胡蘿蔔素化合物，具有很強的抗氧化特性，並具有多種健康益處。這些包括降低與年齡相關的黃斑變性、青光眼、糖尿病性視網膜病變、視網膜脫離、葡萄膜炎和白內障的機會。

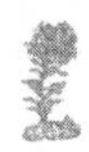

❖ 3. 葉黃素和玉米黃質素的其他健康益處

(1) 它們是重要的抗氧化劑

葉黃素和玉米黃質素具有強大的抗氧化特性，可以保護您的身體免受稱為自由基的不穩定分子的侵害。通過保護中體的蛋白質、脂肪和DNA，它們可以抵禦各種壓力源，甚至可以促進穀胱甘肽（系統中另一種重要的抗氧化劑）的回收。

此外，葉黃素和玉米黃質素在保護眼睛免受自由基損害方面發揮著至關重要的作用。眼睛不斷暴露在氧氣和光線下，這會導致有害氧自由基的產生。

然而，葉黃素和玉米黃質素可以中和這些自由基，防止它們傷害您的眼睛細胞。這些類胡蘿蔔素在組合時表現出增強的對抗自由基的功效，即使以相同的濃度存在。

(2) 它們支持眼睛健康

葉黃素和玉米黃質素是唯一的膳食類胡蘿蔔素，積聚在黃斑中，黃斑是位於眼睛後部的重要區域。由於它們在黃斑中大量存在，因此被稱為黃斑色素。

黃斑在視力中起著至關重要的作用，葉黃素和玉米黃質素是該區域必需的抗氧化劑，可以保護您的眼睛免受有害自由基的侵害。據信，水平的下降隨著時間的推移，這些抗氧化劑可能會損害眼睛健康。眼睛不斷暴露在氧氣和光線下，這會導致有害氧自由基的產生。此外，葉黃素和玉米黃質素通過吸收過量的光能，起到天然保護劑的作用。它們尤其以保護您的眼睛免受有害藍光的侵害而聞名。

(3) 可以保護皮膚

最近，研究人員發現了葉黃素和玉米黃質素對皮膚的有利影響。這些類胡蘿蔔素具有抗氧化特性，可以保護您的皮膚免受太陽發出的有害紫外線的傷害。

(4) 促進心臟功能

葉黃素和玉米黃質素也有利於心血管健康。它們有助於保護低密度脂蛋白（「壞」）膽固醇免遭氧化，並有助於維持膽固醇的最佳功能，血管和心臟增加紅細胞計數。此外，類胡蘿蔔素通常有助於調節健康血壓並確保心臟獲得充足的供應降低維生素E缺乏的風險。

第五章

能量產品與養生保健

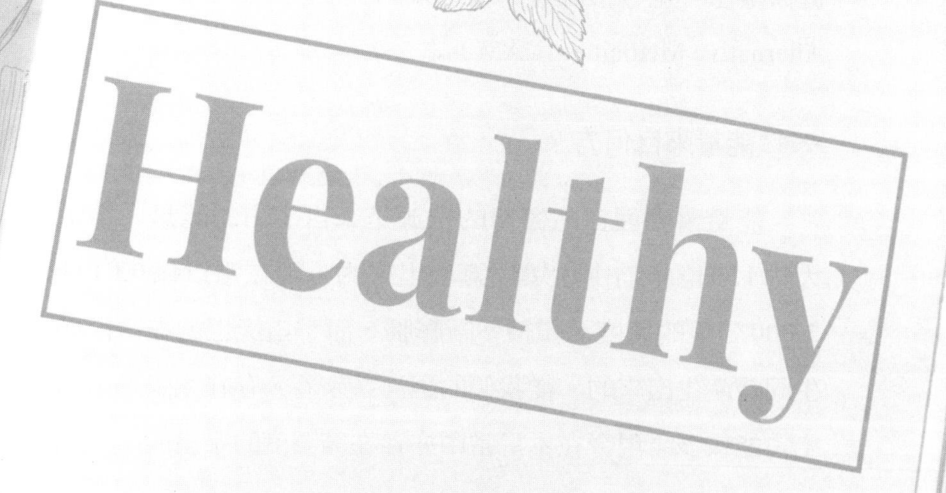

奈米口溶薄膜保健食品是具有高能量產品，對人體發揮各項功效，是現代能量醫學最有效利器。

一、看不見摸不到但存在的能量

自然醫學（natural medicine）在歐美已盛行將近三十年了，過去在台灣卻少為人知，近年來才漸漸有人談論。

自然醫學是主張回歸自然，以天然無毒性，副作用少的「自然療法」（natural cure, naturopathy），來預防、治療疾病，達到養生、健康的一項非主流醫學，自然醫學的一支是能量醫學（energy medicine），也是不受重視的保健醫療法，至今被歸類為輔助及另類療法（Complementary Alternative Medicine，CAM）之一。

❖ 1. 能量來自何方？

能量醫學與自然醫學的根源是來自宇宙的能量，宇宙大約150億年前由大爆炸誕生出來的，現在還以每0.01秒3,000公里的速度，繼續不斷膨脹，而宇宙能也就在宇宙誕生同時產生出來的。從我們的銀河系來看，存在太陽系中的宇宙能較多，現今在木星當中亦存在高濃度的宇宙能。

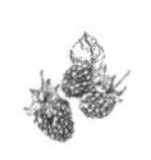

地球大約距今四十六億年前誕生，而在地球誕生約一億年後，地球和火星同樣大小的行星曾發生正面撞擊，令人難以想像的超級撞擊，竟將地球內部地層削掉一部分。當地層被削掉之際，大氣中超高濃度的宇宙能隨之滲透至地球內部，就這樣宇宙能不僅在大氣中存在，連地球的地殼內部亦到處充滿著宇宙能。

宇宙間存在超微粒子，具有波動性質，能不斷轉動，並藉超高的振動頻率產生能量；但因為以目前的儀器設備還無法檢測出來，所以尚未描繪出超微粒子世界的作用。事實上，宇宙能量的作用機轉與產生能量的方式有點類似曬太陽；初冬的陽光也許並不熾熱，曬久一點一樣會發熱、流汗，這就是太陽能轉變成熱能之故。能量還有多種存在方式，例如蒸氣的熱能可以轉為機械能，帶動引擎、轉動機器或使車子往前奔馳；水由高處衝下的「位能」變化可以推動發電機，達到「水力發電」的目的。

❖ 2. 能量是存在的

能量看不見摸不到但確是存在的，大家都知道磁鐵會吸附鐵釘，若要將吸附在磁鐵的鐵釘拿開，必須使出「力氣」來，也就是要消耗人體的能量。但磁鐵本身的微粒子排列十分特殊，可以不斷吸取周遭的能量以補充消耗，所以磁力不會消失。由此可見宇宙能量十分豐沛，而且源源不斷，只要懂得開發、利用，任何日常用品都可以帶有能量，都有益身心健康。

1970年代末期，德國及日本科學家就充分利用這個原理，由永久磁鐵中獲取能量，而永久磁鐵的質量與磁力卻沒有絲毫改變的技術；首先用來促使馬達轉動，進而推動發電機，讓工業革命得以實現。這是全世界最早將宇宙能量實用化的例子，雖然只是一小步，卻使人類的生活發生翻天覆地式的大改變，也使世界文明往前邁進了一大步。

時至今日，「能量」一詞大家都已經耳熟能詳，隨便都能舉出許多善用能量的例子。譬如照X光或核磁共振攝影檢查，看電視或聽收音機要靠電波能量；微波爐與手機會釋放電磁波等。

其實能量實用化的例子不只這些電器產品而已，日常生活中已經隨處可見利用宇宙能量的例子，例如：

(1) 練氣功、打太極拳或學瑜珈，可以採納宇宙中的能量，讓練者更健康、有活力。
(2) 泡溫泉可以消除疲勞、舒活筋骨，取的是礦物質與熱水的能量。
(3) 服用中草藥可以祛病強身，憑藉的就是草藥本身吸

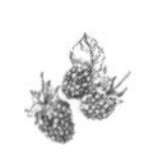

取的土壤與大氣中能量。

(4) 埔里的水或蘇澳冷泉特別受歡迎，那是因為其地底或附近的特殊能量特別豐富之故。

(5) 森林浴讓人心曠神怡，主要是茂密的植物可以釋出源源不絕的芬多精，而飛濺的水花中富含負離子的緣故。

(6) 用木炭煮飯或以特殊燃料烹煮食物，可以使米飯變得更好吃或具有特殊風味；用竹炭製品有助於增進健康，那是因為木炭或竹炭可以產生另一種正能量，還能吸收不好的能量（例如淨水器中加活性炭能吸附臭味），產生健康效益。

(7) 水晶等礦物確實能避邪、增強環境中的正能量，而不只是心理作用而已。

(8) 北方民族認為冬雪下得多，來春農作物就會長得特別好，利用融雪水所栽培的麥子特別好吃，收成也佳；其原因除了我們熟知的水量豐沛之外，可能也與冷天、冰雪刺激了農作物的生命力有關。

(9) 現在大家流行用天然鹽或海鹽，據說較能增進健康；因為天然的東西保留了海的能量信息，不像精製鹽已經失去了宇宙能量。

(10) 民間傳說燉鱉或鰻進補可以增強精力，也是因為攝取其獨具的能量為我所用。

(11) 為什麼說女性常吃蜂蜜、花粉或蜂王乳有美容效果？因為其中富含花與蜜蜂的能量之故。

總而言之，能量無處不在，有些因為比較抽象而難以意會，但絕不能說這些東西不具有能量，或因為能量看不到、摸不著就否認其存在的事實。譬如以前大家只知道太陽光的熱能也是一種宇宙能量，後來發現光還分可見光和不可見光兩種，前者（可見光）佔四成，後者（不可見光）占六成。不可見光包括電磁波與紅外線，紅外線又分一般紅外線與遠紅外線，目前已經開發了很多紅外線產品，主要是利用傳導、對流及放射三種方法，將熱能傳播出去，以達到溫熱刺激的目的。目前以遠紅外線最受歡迎，因為這是科學上公認的最佳熱源，不僅對物質表面會產生溫熱作用，還可讓溫熱深入身體內部組織而不會燙傷皮膚。這些都是不知不覺利用宇宙能量的明顯例子，對於最近引起很多討論的「奈米口溶薄膜保健食品」，其實也應做如是觀。

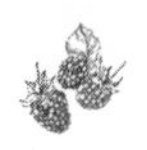

二、能量獲取方式與奈米口溶薄膜能量保健食品的研發

由大自然中獲取能量有許多方法：

❖ 1. 以形狀及顏色收集

這是利用能量能與圖形共鳴（共振）的性質而衍生的方法。能量具有和三角形、四角形、六角形及圓形等平面圖形，以及金字塔狀、半球體以及球體等立體圓形共鳴的性質。但現代科學對此性質卻無法說明，目前有界面化學匯集能量的研究報告，但也解釋不清。

例如所謂的金字塔力，即是以形成金字塔形狀的四個三角形及一個四方形與能量產生共鳴後，所集積、放射出能量。在運用金字塔體的情況下，能量會聚集在金字塔中央三分之一高度的部位；同時從頂點開始，波長不一的能量會被陸續放射出來。

可強力收集能量並加以放射的圖形，是由向上及向下的兩個正三角形組合而成的六芒星形。此圖形也被稱為「大衛星」，同時出現在以色列國旗圖案上。若集此圖形的頂點，則會變成正六角形。正六角形的圖形和六芒星一樣，皆具有極強的能量集聚、放射能力。

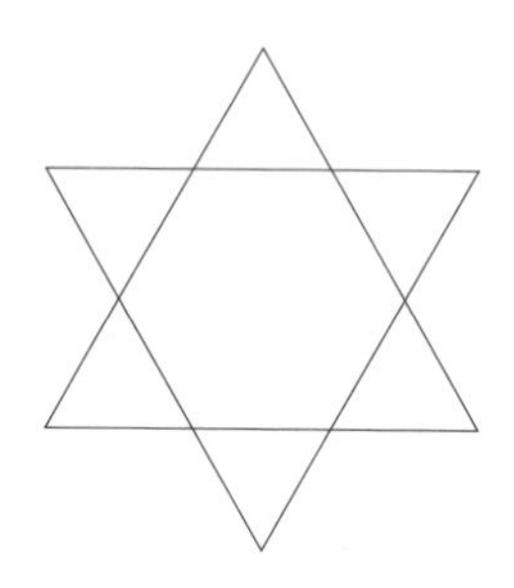

在古印度，有一種組合以圓形為主、四角形、六角形等各式圖形，以收集、放射能量的綜合圖形，稱之曼荼羅（Mandala），又音譯為「曼陀羅」，本意為「圓」的意思，指的是以圓形或近似圓形為基本形狀的圖案。在印度教的靈修儀式上，曼荼羅被作為一種引導精神的重要工具。修行者面對著精妙的曼荼羅，集中注意力，可見早期的印度人已知圖形可以產生力量。

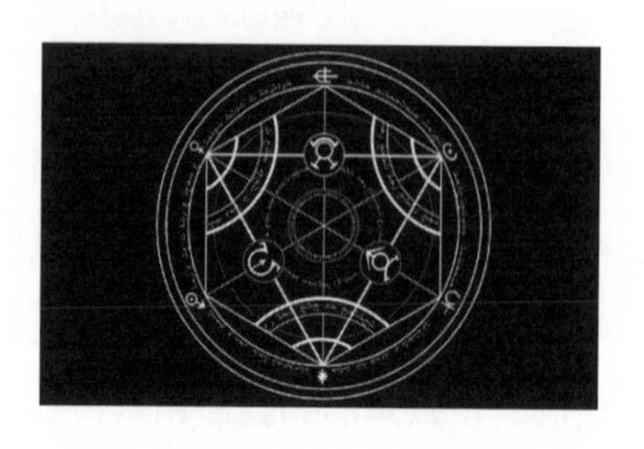

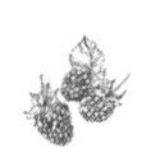

顏色也是吸收能量方法之一，「色彩學」在近來相當流行，還有研究顏色與改運的學問，顏色配合形狀確實是吸收宇宙能量的好方法。

❖ 2. 特殊材質吸取能量

有些物質由於特殊結構能輕易收集能量，如金屬；收集力強弱依金屬種類而異。在金屬之中，收集宇宙能量力量的強弱分別是金、銀、白金、銅、鋁。將金、銀飾品佩帶在身上，能吸收宇宙能量，有益健康。部分礦物也能釋出很強的宇宙能量，例如水晶、鑽石、天青石、瑪瑙、電氣石等。

1941 年，一位日本地質學家發現了一種富含能量的礦石，含有二價及三價鐵鹽（Fe^{3+}）如氯化鐵，這種天然能量礦石稱之為宇宙天然能 228 元素。能夠釋出很強的能量的原因，和結晶構造有關。這些結晶構造是六角形或八角形，具有這些圖形比較容易收集到宇宙能量。

鑽石也能釋出很強的宇宙能量，才會具高價位，並能治病。除了寶石之外，部分花崗岩、麥飯石、遠紅外線也能釋出宇宙能量。

❖ 3. 以動、植物獲取能量

動物集積宇宙能量的具體例子有鱉、蛇及鰻魚。鱉、蛇及鰻是以強精補品而著名，但是一般人並不知道它們的哪些成份是具有療效的。其實這正是因為鱉、蛇、鰻魚體內存有強大宇宙能量之故，這是宇宙能量發揮效果的另一實例。

另外尚有一種不為人知的「鱔魚」，其外形和鰻魚很像，味道鮮美，也是具強精作用的魚類，這也是由於宇宙能量產生的效果。

珊瑚生長的海洋格外美麗，據推測這是因為珊瑚具有蓄積、放射能量的能力，而宇宙能量又具有淨化水質功用之故。

轉變成化石的珊瑚充滿著能量，具有淨化水質的功能。因此，市面上就出現利用此原理，製作出不含化學洗潔劑之洗濯劑、洗潔劑之產品。

所有的植物皆是藉著攝取宇宙能量而生的。但是，其中能強力攝取者，則是韓國人參、藥草和菌蕈類。

將具有藥效的植物做藥品分析、化學分析後，大都無法找出藥效成分；因此無法得知到底是何種成分具有療效。因人類並不知道那是肉眼看不到的能量在發揮效用。

在森林中漫步——即所謂森林浴——對健康有益而非常盛行。森林浴之所以對身體有益、可使心情舒暢，是因為森林中的空氣清新，及樹木所發散出的芬多精成分所致。這些效果的確是不容置疑的，除此之外，因整座森林的樹木及樹木內部都蓄積著宇宙能量，同時也不斷地放射出來，使整個

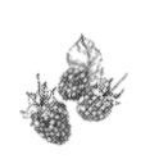

森林形成充滿能量的空間；因此森林浴對健康才會有幫助。可見森林浴對健康所產生的效果，實際上是源自於能量。

❖ 4. 以火花放電及永久磁鐵匯集能量

火花放電是取得能量、形成電力的方法之一，但是，其集積能量的功能也是十分強的。火花放電又稱為弧光，尤其是多極的交流弧光放電，蓄積與放射宇宙能量的能力更是強大許多。有人稱為「多重弧光」。

多次元世界的能量能經由磁鐵而在物質世界中出現，也就是，磁力能聚集能量，在物質世界中呈現出來。而永久磁鐵有如「幫浦」一般，能將多次元世界的能量吸至一般物質世界。

利用永久磁鐵的磁力，就等於是利用能量。而從永久磁鐵能取得無盡的能量就是基於這個原理。目前已有利用永久磁鐵原理所研究成的宇宙能源發電機。

❖ 5. 人體吸收能量法

利用氣功、瑜伽術，也能由人體直接吸取能量。意識和念力也是能量的一種，這種能量當然是宇宙能量。

利用念力治療病人，就是利用能量治病的方法之一。祈福時充滿愛，也能散發出波動很高的宇宙能量。當一個人努力祈禱、祈福，願望之所以能夠實現，所謂心想事成，那是因為意識能到達多次元世界的意識體之中。

相反的，詛咒、憎恨等不好的念頭，是低波動的宇宙能量，對人體有不良影響。

不論是誰，若有了超感能力之後，就能隨意改變煙、酒的味道，這也是因為意識或念力所產生的能量所致。擁有高超能力者，能經由自己的念力，使一些原本不會釋出宇宙能量的物質不斷釋出宇宙能量，例如時鐘或杯子。

奈米口溶薄膜能量保健食品的研發是以具能量植物原料配合奈米技術而成，是近代能量醫學突破性產品。

三、能量產品測試法

❖ 1. O環測試法（O-Ring Test）、肌力測試法

O環測試法原是一位長期駐在紐約的大村惠昭博士所研究開發出來一種身體疾病的診斷方法，此種疾病診斷方法目前曾獲美國特別執照。

這原本是為診斷病症而開發成功的方法，如今應用在天然能探知方面非常有效。

肌力測試法與O環測試有異曲同工之妙，測試者腳踏

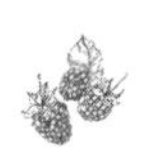

斜板兩手放背後握捧棍，由檢測者由上向下用力壓以測能量大小。

做O環測試時，必須有被測試者及另一第三者兩人互相配合。首先對接受測試者在沒有接觸或握持任何灌有宇宙能量的東西之下，做一測試檢查（左、右手任何一隻均可）。

第一步驟就是被測試者先照圖的方式，用拇指與食指圈成環狀（所謂O環），然後測試者將左、右雙手的拇指與食指置入前述被測試者的指環狀之兩側裡，再形成指環狀（O環）。之後兩個人均放輕鬆，尤其是測試者不得使用腕力，只要用左右雙肩力量，緩緩地向左右兩方向輕輕使力拉開被測試者的指環。當測試者的力量加大時，被測試者的O環就漸漸被打開。

接著被測試者的另一隻手去握持著行動電話或灌有宇宙天然能的物體。當測試者左手握著行動電話時，所放出的電磁波使人體原有的能量減低，所以O環很容易被拉開。

若另一手握著宇宙能量產品時，再依前述方法，以雙肩力量往左右方向試圖拉開被測試者的O環。此時被測試者已全身充滿天然能，當然在拇指與食指上也灌有能量，因此該名被測試者的O環就不容易被拉開。由此證明該名被測試者之全身正充滿著能量。上述的測試方法漸漸習慣之後，則可以根據手指開合現象，測知有九種不同的階段可以定量，那就是（-4）（-3）（-2）（-1）（-+）（+）（++）（+++）（++++）等共九個階段。

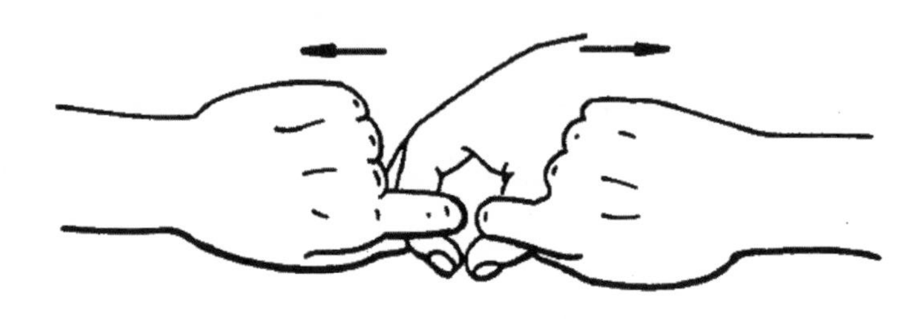

而根據此種原理就可以完全測知所注入之天然能的強度大小。

如果我們要辨認物體是否有能量時，單憑上述指環拉開測試法即可認定（如果指環較難拉開，就表示具有能量）。

與O環測試另一異曲同工者是肌力測試，被測試者右手臂平舉，手肘彎曲，第三者以雙手下壓肘關節處，測試者左手可握行動電話或含宇宙能量物質，以證明人體能量呈現正或負。當吸收到良好宇宙能時，能量大增，O環測試便可發現力氣（能量的呈現）增加。當人體接觸到不好能量時，如手機所放出的電磁波，電視上暴力、仇恨影像等，均能使人體精神能量大為下降，導致O環測試時很容易被拉開。

市面上已有許多宣稱是含有能量的產品，但由於消費

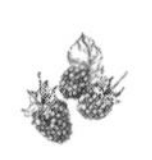

者很難判斷是否為真，以O環或是肌力測試可以快速做初步判斷。

對於個人日常生活所吃食物是否適合，每個人基因結構不同而有個體差異，也可以用這些方法來測試。如以紅豆、綠豆、黃豆三種豆類分別放在左手，右手做O環測試，看您是適合哪一種。

❖ 2. 以手心測能量法

平時練氣功、瑜伽，或較具慧根、練習腹式呼吸的人，手心較能感受到宇宙能量。

感覺強烈程度因人而異。這些人只要將手心放在能釋出宇宙能量的物質上，就會出現「熱」、「冷」、「麻」或「刺痛」等感覺。更敏感的人能得知宇宙能量的性質和強弱。

❖ 3. 靈修者目睹測定法

一些靈修者能看到「靈光」，靈光也是能量。

普通人如果每天練習腹式呼吸，吸收能量，就能慢慢有超能力，能看到靈光（宇宙能量）。

靈光有紅、綠、藍、紫、金、銀、白等各種顏色，從不同顏色能判斷能量的性質，而從靈光的大小就能辨別能量的強弱。顏色會有差異是因為宇宙能量的振動數差異所致。

一般佛像背後的光也是靈光的一種。

❖ 4. 以靈擺偵測

利用靈擺能得知肉眼看不到的世界，以及過去及未來的資訊。

這是將水晶、金屬綁在線上，用手拿著，並從心裡提出問題，這時靈擺振動回答問題的正負答案。

這個方法能測定宇宙能量的強弱，但並非絕對的方法。

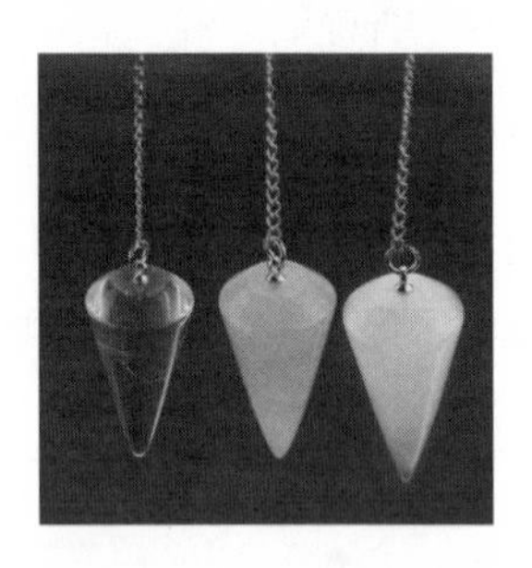

❖ 5. 魔叉探物（dowsing，又叫探測棒）

所謂魔叉探物是指用榛木、花楸木或柳木枝杈、分叉的金屬棒來探測水、礦藏、財寶、文物甚至屍體等隱藏物體。此種習俗可能始於中世紀。以魔叉探物者在搜尋物件時緊握探桿兩叉，似乎有力自隱藏物傳出，使肌肉不自覺地收縮、

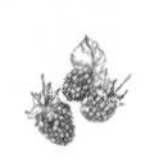

彎曲或激烈搖撼探桿。有的術士自稱能用魔叉在地圖上探索即知物件所在。魔叉探物技術在許多古老民族中仍流傳著，包括台灣原住民。

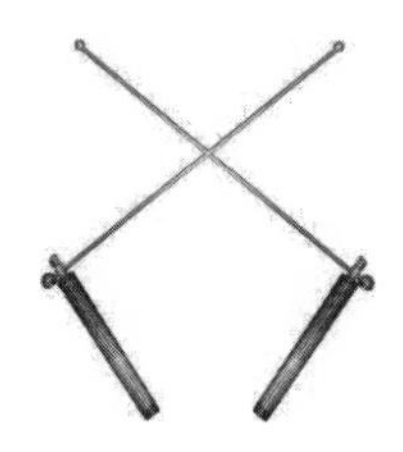

❖ 6. 利用水間接測定

用能量照射水，再以科學方法調查水的變化或以普通水和能量水做比較，藉此測試水中的微生物變化也可以，近來有些研究人員依宇宙能量溶入水分子的大小程度，拍攝了許多水結晶照片，好的能量多的話，水結晶就很漂亮。若是水中含不好能量，則結晶形狀就變形，此一方法目前雖然受到一些科學界人士質疑，但也頗具參考價值。

❖ 7. 利用儀器裝置測定法

多種已研發成的儀器可用以測定能量。

(1) MRA（共鳴磁場分析器）

是美國所研發出來的，而日本MRA綜合研究所所長江本勝先生發現其優點，致力於改良推廣工作。

在MRA開發過程中，以四位數調查所有物質的波動，並且先測出哪一物質會釋出何種波動，而測定時便使用這些數值。

幾乎能檢測所有物質的波動，如胃、肺、腎等身體各部位，以及癌症、愛滋病、糖尿病等疾病，水銀、鉛、鐵等金屬的波動等。蘋果、橘子、米、胡瓜等植物的波動都能偵測，並能測知波動的強弱。

MRA是利用儀器上發出的聲音來找出共鳴點，也就是MRA是用金屬棒輕輕按壓自己的手掌，使裝置發出聲音，由這個聲音來判斷是共鳴音或非共鳴音，藉此找出共鳴與非共鳴的交界點。

輕輕按壓測定者的手掌會發出聲音，就是把測定者的身體當成增幅器來利用。把測定者當成增幅器來使用的話，有感受提升的優點，但也有可能因測定者熟練度的關係而引起數據混亂的問題，當然也有測定者易接受不良波動的缺點存在。

目前MRA有三種機種，最先開發出來的兩種都是把測定者當成增幅器來使用。而最新的一種則已經不將測定者當增幅器來使用，而是進步到自動化了。

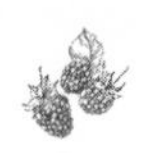

(2) LFT儀器

這是由LIFE FIELD綜合研究所參考MRA所開發出、裝在膝上型電腦的機器，也是將測定者當成增幅器來使用的類型。

MRA測定的結果，是由+21到-21的數值來表示。而LFT則是以+21到-21的數值來表示。這是因為0和+1之間有+0和-1之間有-0所導致的差異。

另一特點是將MRA的十進法的數值改成十六進法。而LFT的數值，即使是測定相同的東西，也會比MRA的數值低二成左右。

(3) MAX儀器

這是由新能量研究所所開發出來的裝置。也是將測定者當成增幅器來使用的類型。這種機器的特徵是，當測定者用金屬棒按壓手掌時，如果按壓不正確，這種機器的畫面會告知操作不正確。

(4) EAV

EAV是Electronic Acupuncture according Dr. Voll的簡稱，也就是一種「電氣針灸治療裝置」，是德國所開發出來的波動機器。

這是透過位於手腳的經穴、捕捉身體各臟器所發出的固定波動並加以測定，用來診斷及治療疾病的裝置。

其主要科學依據如下：

- 各個臟器均會發出固有的微弱波動。
- 位於手腳的穴道，利用各自的經絡與身體的特定臟器相連。
- 位於手腳的穴道，會集中出現各特定臟器的固定波動。
- 手腳除了針灸的十二個穴道之外，還各有四個新的穴道。而傅爾博士所發現的新穴道，則命名為貝塞爾。
- 人體通常有三微安培的電流通過。
- 正常穴道的電阻為九萬五千歐姆。
- 一旦微弱電流通過患者的穴道或貝塞爾，就能改善疾病。

第六章

健　康　小　百　科

一、健康小百科：奈米口溶薄膜的新革命

保健食品的變遷一奈米口溶薄膜的新革命，口服食品和舌下吸收的差異，藥物口服後，首先需經胃腸道中消化液和酶的作用後吸收入血，然後隨血流經門靜脈進入肝臟，在肝藥酶的作用下經過轉化，最後進入全身血液迴圈發揮藥理作用。

有些藥物在進入體循環前，首先在胃腸道或肝臟被各種酶滅活，使進入體循環的實際藥量減少，醫學稱之為「首關消除」。

例如硝酸甘油的首關消除高達92%，口服用藥其生物利用度僅為8%。如果舌下用藥，藥物經口腔黏膜吸收入血後，直接進入體循環，就可以避免藥物的「首關消除」。

藥物可經由舌下靜脈直接回到心臟，快速的減緩病情。如果把藥吃下去，到了胃部吸收再經血液循環回到心臟，時間上反而慢。舌下錠直接由血液吸收。這種方法不經由胃吸收，不會破壞胃酸，由肝臟進行分解，因此不會變質。

含片置於舌下，會在30秒內溶解從靜脈迅速吸收擴張心臟的冠狀動脈、靜脈，改善心肌血流，增加氧氣供應，進而緩解。

應注意切不可像吃糖果似的僅把藥物含在嘴裏，因為舌

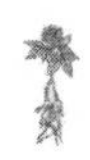

表面的舌苔和角質層很難吸收藥物，而舌下黏膜中豐富的靜脈叢利於藥物的迅速吸收。

二、健康小百科：網絡抗氧化劑

❖ 1. 抗氧化物的功能

(1) 保護基因中的DNA免受自由基的攻擊。

(2) 氧化物會根據身體的需求，來配合開啟或是關閉基因。

❖ 2. 抗氧化的奇蹟

(1) 抗氧化營養素可以讓你老年心臟依然強壯，心智依然敏銳。

(2) 營養素可以讓你延年益壽，改善性生活。

(3) 營養素可以預防癌症。

(4) 營養素可以讓皮膚恢復彈性，沒有皺紋。

❖ 3. 抗氧化物與自由基

人類細胞之DNA發生氧化作用的次數，大約是每天1萬次，1萬次再乘以人體的細胞數量60兆，就是每天抗氧化循環活動的次數。

❖ 4. 抗氧化物作用的機制

當抗氧化物遇上自由基時，自由基會被吞沒，然後與細胞分子結合，抗氧化物自己則變成自由基；新產生出來的自由基會變得相當脆弱，其殺傷力也就不足為害了。如此你的細胞及組織才能不受失控之自由基的毀滅。網絡抗氧化劑的主要成分：維生素E、維生素C、輔酶Q10、硫辛酸及谷胱甘肽。

❖ 5. 網絡抗氧化劑的功能之一

抗氧化物遇上自由基，取代自由基，轉換成友善的自由基，然後再藉著另一種網絡抗氧化物之助還原。

抗氧化物網絡最主要的工作，是防止抗氧化物在氧化過程中流失。所以透過網絡抗氧化物，一個就一個的接力方式讓循環持續下去，保持體內抗氧化物的正確比例。

❖ 6. 抗氧化物網絡之間的相互還原作用

(1) 維生素C可以還原維生素E，而維生素E可以還原維生素C。

(2) 谷胱甘肽可以還原維生素C。

維生素C氧化後的型態和葡萄糖幾乎是完全相同的，搭

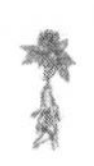

葡萄糖的特快車，可以迅速到達細胞裡面，在細胞裡面，被氧化的維生素C，被還原回抗氧化維生素C的型態，再回到血液中，保護蛋白質和脂肪。

(3) 維生素E可以藉由維生素C、輔酶Q10、硫辛酸還原。

(4) 硫辛酸可以藉由細胞產生ATP的過程自行還原。

硫辛酸可以還原維生素E、維生素C、谷胱甘肽、輔酶Q10。硫辛酸可以迅速而有效提升谷胱甘肽30%的濃度。

❖ 7. 網絡抗氧化物的功能之二

就像我們的個人醫師，會經常檢視細胞的健康狀況，網絡一發現哪裡有問題，就會打開適當的基因，來產生適當的反擊。網絡會發送訊號給身體的基因，輪流告訴細胞是要吃掉、存活下去、死亡或是還原。網絡抗氧化物控制了構成身體的數以兆計的細胞，全方位的控制了生命的各個面向。

❖ 8. 派克計畫建議的維生素每日補充量

(1) 維生素E建議補充量500國際單位。你必須吃掉50公斤的肝或是125湯匙的花生油。

(2) 硫辛酸建議補充量100毫克。3公斤的菠菜，只能得到一毫克的硫辛酸。10公噸牛肝，才能製造出

30毫克的硫辛酸。

(3) Q10建議補充量30毫克。有心臟疾病和中風高風險的人，再增加到50毫克。

(4) 維生素C建議補充量500毫克。

a. 食用高脂的餐食（含50克的脂肪）前，先吃1000毫克的維生素C和吃800國際單位的維生素E，血流就不會有負面的影響（美國馬里蘭大學醫學院在1997年發表在美國醫學協會期刊）

b. 每天服用300毫克的維生素C，就可以降低心臟病的風險

c. 預防一般性的感冒，每天吃一克的維生素C（保林博士）。

(5) 谷胱甘肽建議補充量零毫克。

提高谷胱甘肽濃度的最佳辦法，是每日服用100毫克的硫辛酸。谷胱甘鈦在蔬菜水果及新鮮烹飪的肉類中含量豐富，但是在消化時會被分解。

（本文取材自萊斯特派克博士所著《抗氧化物的奇蹟》）

*請注意，這些陳述僅供參考。

*免責聲明：本文內容，不能被用於診斷、治療或提供醫療建議

附錄

附錄之一
千古的秘密原來與NMN有關

追求長生不老是古來的夢想，但老化是必然現象，一部機器用了幾十年也會逐漸不順故障，因此如何減緩老化速度甚至凍齡甚或返老還童一直是近代科學努力的目標。

人體老化原因很多，外界環境的各種因素加快了衰老的速度，如紫外線（光輻射）、污染的空氣與水（毒素）、不當飲食（高脂、高糖、高鹽、酒精、藥物等）、不良生活習慣（壓力、晚睡、缺少運動）以及心理因素（人際競爭、怕輸給人）等。

人體的老化是緩慢漸進的過程，在四十至五十歲期間變化最明顯，包括毛囊減少、皮脂腺減少、血管變硬、皮膚產生皺紋、脂肪及骨膠原流失等。

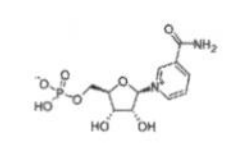

粒線體與NMN相關基因

粒線體（mitochondrion，複數形為mitochondria）是細胞中胞器之一，語源由希臘語的「線」（mitos）和「顆粒」（chondrion）組合而成，也稱為chon-driosome。

粒線體是細胞生合成能量來源，即三磷酸腺苷（ATP）的主要場所，人體所有活動，如走路、跑步及任何動作等都需要消耗能量來維持，但食物只是活動所需能量的間接來源。在人體內經過一系列的化學反應後，食物消化分解時會釋放能量，能量儲存在三磷酸腺苷的此種高能量化合物中，並存於肌肉細胞中，當ATP被分解的時候，就能夠提供能量作任何活動。粒線體為細胞的活動提供化學能量，所以有「細胞發電廠」（the powerhouse of the cell）之稱，產生能量過程需要氧氣參與，所以是一種有氧呼吸。粒線體除了供給細胞能量外，並參與細胞分化、細胞資訊傳遞及細胞凋亡等，並可調控細胞生長及周期，粒線體生成能量需很多酵素及輔酶的協助，近年來發現與抗老化有密切關連。

二十世紀末期，一位美國生物學家在酵母菌中發現了一種影響壽命的關鍵基因「Sirtuins」，Sirtuins基因參與細胞代謝而與某些低等生物的壽命有關，例如：蒼蠅、蚊子等，之後也在哺乳類高等動物中找到7個Sirtuins基因，人的Sirtuins 1基因是研究最多的，位於人體第十號染色體上，此基因指揮生合成的蛋白 SIRT1（Sirtuin 1），也稱為NAD－依賴性去乙醯化酶Sirtuin-1（NAD-dependent deacetylase sirtuin-1），功能是去除蛋白質上的乙醯基團（去乙醯化，deacetylaion）。SIRT1的去乙醯化功能在生物體有一定的作用，Sirtuins酵素作用可增加人類健康、長壽，減少年老相關的疾病。

因Sirtuin蛋白是一組具有NAD^+依賴性的（酵素），需要NAD^+才有活性NAD^+即菸鹼醯胺腺嘌呤二核苷酸（輔酶Ⅰ，Nicotinamide adenine dinucleotide，NAD^+），是一種轉遞質子（氫離子）的輔酶，輔酶是幫助酶（酵素）反應不可缺的，NAD^+在細胞很多代謝反應中幫助許多酵素進行反應，Sirtuins酵素是其中之一，尤其在粒線體生成能量中扮演重要角色，NADH或$NADH + H^+$則是NAD^+的還原形式，最多攜帶兩個質子（$NADH + H^+$）。

隨著年齡增長，人體內NAD^+濃度不斷下降，導致生物體能量的「發電機」細胞粒線體的功能衰退，引致老化，身體各種機能的疾病也應運而生，提高NAD^+濃度則與NMN有關。

NMN何處求

煙醯胺單核苷酸（Nicotinamide Mononucleotide，NMN或β-NMN）由核糖和煙醯胺衍生的核苷酸，NMN是煙鹼酸（niacin、nicotinic acid，也稱維生素B_3、維生素PP）的衍生物，人類也有利用NMN生成NADH的酶。在動物實驗（小鼠）中，NMN能在10分鐘內經由小腸進入細胞，再轉化為NAD^+。

NMN存在於天然食物中，可以從日常水果，牛奶和蔬菜飲食中獲取，如大白菜、酪梨、番茄、牛肉、蝦子等，進入人體後轉成NAD^+，可協助粒腺體生成能量達抗老化目的。

NMN是一種有機分子，是RNA和DNA的組成部分。NMN由體內的維生素B製成。NMN轉化為NAD^+。增加身體的NAD水平。NAD是促進身體新陳代謝、改善心臟健康、能量、腎功能和降低膽固醇的主要因素之一。所有這些都將幫助您感覺更年輕。

NMN可提高NAD^+水平，抗衰老作用，提高女性生育能力，改善視力，能量助推器，改善粒線體功能，改善腎功能和血流量，降低膽固醇和三酸甘油酯，改善免疫系統，促進心臟健康和功能，促進斷裂DNA鏈的修復。

由於NAD^+分子比較大，外部直接補充的NAD^+很難透過細胞膜，進入細胞內部，但NMN分子較小則很容易就穿過細胞膜，進入到細胞內部，進入到細胞內部後2個NMN分子會結合在一起，形成一個NAD^+分子，所以NMN是NAD^+前驅物（precursor），也就是原料，所以NMN補充劑能增加體內NAD^+含量。

NMN與抗老化

2013年美國哈佛大學醫學院教授發現，相當於人類70歲的小白鼠補充NMN後一周後可回到20歲的狀態，並延長了30%的壽命；2018年後續研究中更發現，服用NMN後，小白鼠毛細血管的密度和數量恢復正常、運動能力也提高56%~80%，這些都是逆轉衰老（逆齡）的研究成果。

NMN是最近生物技術新產品，依目前資料顯示有下列功能：

1、直接進入細胞，修復受損DNA；

2、增強代謝功能，有燃脂功效；

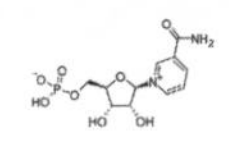

3、逆轉肌肉衰老，增加肌肉強度；

4、增加造血幹細胞活性；

5、維持細胞中端粒長度，逆齡抗衰老；

6、延緩骨質流失；

7、保護腦血管作用，預防中風與失智症；

8、逆轉血管衰老，預防心臟血管疾病；

9、解酒護肝；

10、改善皮質醇（CORT）減緩抑鬱症病情；

11、改善帕金森氏症；

12、改善心臟衰竭；

13、拯救老年急性腎衰竭；

14、改善因飲食和衰老導致的糖尿病

依日本東京慶應義塾大學醫學院最近的一項人體研究，成年人每天不超過500毫克的NMN劑量是安全的。

結語

NMN是在1904年發現的，但一直都是學術上研究，2016年才有抗老化延長壽命的研究，而再經由美國紐約時報專文報導〈NMN抗衰老的秘密〉，報導指出：隨著年齡增加，人體內的NAD⁺會逐漸降低，導致細胞老化、老年癡呆等多種神經退化現象；而透過補充NMN可以增加人體NAD⁺的含量，延緩細胞老化、恢復細胞功能，逆轉衰老現象；不僅可以延壽，還能讓大腦更加年輕。

也因為這樣，國際知名企業家如李嘉誠、投資家巴菲特都看好NMN的未來，先後斥資天價投入這一新產品的研發，終能商品化。雖然如此，但包括科學界仍有許多人質疑其真正效果，NMN今後研發工作需累積更多學理及臨床數據才足以說服更多人。

（本文刊載於2021年6月號《直銷世紀》雜誌，
本附錄內容再增加）

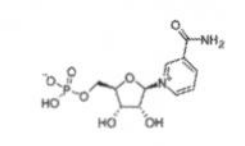

附錄之二
保健食品產品外型的變遷——奈米口溶薄膜的新革命

前言

先瞭解人體所吃下的食物的分解機制，首先進入口中的食物長度大約是公分（厘米cm）等級，經口腔咀嚼後碎裂成為十分之一的毫米（mm）等級的尺度，然後再吞下，再經過胃酸作用成為乳糜狀才進入小腸，在腸胃中經多種酵素消化分解，最後成為分子尺度等級，才能被人體吸收。所以人體的口、胃、腸以由上而下（top down）的方法，逐漸地將食品微米化、奈米化與分子化才能吸收，若有微米或奈米化食品則可直接吸收。

目前許多保健食品原料來自天然植物，但多數成分因吸收效率不佳，效果有限。以知名度很高的白藜蘆醇（resveratrol）為例，這是來白葡萄、藍莓、樹莓及桑葚的果皮的非黃酮類酚類物質，是一種具有抗氧化活性之多酚類化合物，有抗發炎、保護心臟及癌症預防等活性，但白藜蘆醇特性為低水溶性及低溶離率，因而人體可用率也極低，目前市售產品大多以膠囊型態出售，必須要長期大量補充才能達到效果。

保健食品產品型態的變遷

保健食品自古即有，但大規模興起則是1970年代，當時為了要影射食品如同藥品的療效，因此產品型態均和藥品一樣的膠囊狀，這是第一代保健食品型態，但要製成膠囊需加入許多添加物，如賦型劑、助流劑、崩散劑，色素及防腐劑（抗氧化劑）等，這些添加物對人體是不利的，而且吸收率低，大多遭胃酸破壞，對幼童及年長者也不易服用，需配大量水才能吞嚥。

之後隨即出現了第二代液態產品，主要是以植物果汁型態出售，飲用雖容易，但也是吸收率低，大多遭胃酸破壞，不利攜帶與運輸，製造過程需添加增稠劑、調味劑、色素及防腐劑（抗氧化劑）等。

二十世紀末到二十一世紀初，保健食品型態進入第三

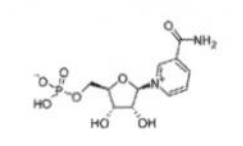

代，也就是太空包液態凝膠飲品，此型態產品仍需加入各種添加物，如增稠劑、調味劑、色素及防腐劑（抗氧化劑）等，而且運輸成本高。

2010年之後保健食品型態有了很大變革，即進入第四代產品，也就是奈米口溶薄膜（nano oral fast dissolving films）的新時代。

認識奈米與奈米技術

奈米（nano）是長度單位，1奈米（nanometer, nm）是10^{-9}公尺，人體中的蛋白質大小約在1~20奈米之間，頭髮直徑的千分之一約為10奈米，如果把1奈米放大到一個蘋果那麼大，那麼用相同的放大倍數，蘋果就放大到像地球一樣大。

奈米技術（nanotechnology）是一門應用科學，其目的在於研究於奈米規模時，物質和設備的設計方法、組成、特性以及應用等。

1959年12月29日物理學家理查德．費曼在加州理工學院出席美國物理學會年會，作出著名的演講〈在底部還有很大空間〉，是最早提出奈米技術的概念，而奈米科技一詞的定義則是日本東京理科大學的谷口紀男教授在1974年提出的。1982年瑞士IBM公司的科學家格爾德・賓寧及海因里希・羅雷爾，開發出掃描隧道顯微鏡，可觀察到極微細粒子，1986年，這兩位科學家和發明穿透式電子顯微鏡的恩斯特・魯斯卡共享諾貝爾物理獎，也因比1981年，掃描隧道顯微鏡的發明被視為奈米元年。

中國古文〈愛蓮說〉有云「蓮花出污泥而不染」，近代科學家發現蓮花葉表面上有許多微米（μm）級的突起，突起物上有許多奈米級的親油性絨毛，水滴在上面會滾動而不沾附，並把塵埃帶走，這種結構造就了蓮花的特性。科學家應用這個觀念，發展出特殊的表面處理技術，用於包裝、廚浴設備、化妝品、家具、家電等，已與大眾的生活息息相關。

製備奈米材料的技術可分為兩種：「由上而下」與「由下往上」。由上而下是以研磨、精密工程切割分化的方法，將一般物質切細成奈米級結構。由下往上則是運用化學合成鍵結理論，組裝個別原子或分子來建構成奈米結構體，由上而下的方法較容易工業量產，常用的方法包括介質研磨與高壓對撞均質化。

介質研磨是利用介質（直徑是0.2~0.8毫米）以剪切、撞擊等作用，把大物質研磨成奈米粒子。此方法通常不會改變分子結構，較適用於固體物質，與其他微細化設備比較，

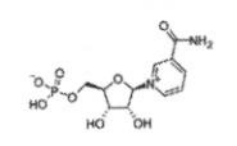

具有容易操作、簡單、研磨速率高、能源消耗低等優點。

而高壓對撞均質化則是利用壓力使粒子在微細的鋼管中高速流動，粒子在高速撞擊後破裂而達到粉碎的目的，但採用這方法時，固體物質易造成管路堵塞，較適用於液體。

如果預先把人類食用的食物奈米或次微米化，會有助於消化系統不良者的吸收，被腸道吸收的分子，經人體酵素合成作用成為所需的物質，則是一種精巧的「由下往上」的途徑，之前人類的各項技術並沒有，此技術可說是創舉，即奈米口溶薄膜產品卻辦到了。

結語

掌握時代趨勢的人必然是贏家，目前市面上保健食品及營養補充品仍留存一百年前的方式，完全沒進步，都是以顆粒狀、膠囊狀、粉狀及液態狀型態出售，這類型態產品均需經過人體消化系統的分解才能吸收，但如果有奈米薄膜狀產品直接由舌下吸收，必能確保有用成分百分百吸收，目前已有這類產品30秒後就能立即進入血液循環送至全身上市，這是新時代的革命，將改變傳統保健食品的經營，事實上除了保健食品外壯陽藥品也導入此技術，具快速、簡易、而且因體積小而薄，無論郵寄或運輸都極方便。

第四代新保健食品型態是創新科技，台灣已有此類產品上市，相信其前景將是光明的。

（本文刊載於2022年3月號《直銷世紀》雜誌）

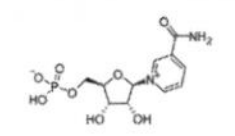

參考文獻

1. 衰老和疾病中的輔酶Q10補充劑。2018年。https://www.ncbi.nlm.nih.gov/pmc/articles/PMC5807419/
2. 非洲芒果(IGOB131)：Irvingia gabonensis的專利種子提取物被發現可有效減輕超重人群的體重和改善代謝參數。2011年7月至8月。https://www.ncbi.nlm.nih.gov/pubmed/21697664
3. 人參和人參皂甙對中樞神經系統的治療和藥理作用綜合綜述。2013年3月。
   A comprehensive review of the therapeutic and pharmacological effects of ginseng and ginsenosides in central nervous system. 2013 March. https://www.ncbi.nlm. nih.gov/pmc/articles/PMC3659622/
4. Herbert V.《現代營養知識》中的維生素B12。第17版。華盛頓特區：國際生命科學研究所出版社，1996年。Herbert V. Vitamin B12 in Present Knowledge in Nutrition. 17th ed. Washington, DC: International Life Sciences Institute Press, 1996.
5. 健康與疾病的現代營養學中的維生素B12。第8版。馬里蘭州巴爾的摩：Williams & Wilkins，1994年。Herbert V, Das K. Vitamin B12 in Modern Nutrition in Health and Disease. 8th ed. Baltimore, MD:

Williams & Wilkins, 1994.

6. 維生素B12。紐約：學術出版社，1992 年。Combs G. Vitamin B12 in The Vitamins. New York: Academic Press, Inc., 1992.

7. 醫學研究所。食品和營養委員會。膳食參考攝入量：硫胺素、核黃素、菸酸、維生素B6、葉酸、維生素B12、泛酸、生物素和膽鹼。華盛頓特區：國家學院出版社，1998 年。

8. Guarana (Paullinia cupana var. sorbilis)，一種來自亞馬遜雨林的古老興奮劑：種子果實轉錄組。植物細胞代表，2008；27：117–124。 doi：Angelo P.C., Nunes-Silva C.G., NunesSilva M.M., Brígido J.S.N., Azevedo E.N., Assunção A.R.B., Sousa F.J.B., Patrício M.M., Rego J.C.C., Peixoto W.P., et al. Guarana (Paullinia cupana var. sorbilis), an anciently consumed stimulant from the Amazon rain forest: The seeded-fruit transcriptome. Plant Cell Rep.

9. 瓜拿納的習慣性攝入和代謝疾病：亞馬遜老年人群的流行病學研究。Krewer Cda C., Ribeiro E.E. Habitual intake of guarana and metabolic morbidities: An epidemiological study of an elderly Amazonian population. Phytother. Res. 2011; 25:1367–1374. doi: 10.1002/ ptr.3437. [PubMed] [CrossRef] [Google Scholar]

10. 葉黃素(Lute-pur)對體外增值率和端粒長度的影響及其可能的作用機制 Effect of Lutein(Lute-pur)on proliferation rate and telomere length in vitro and possible mechanism of action.https://www.researchgate.net/publication/336675858_Effect_of_Lutein_

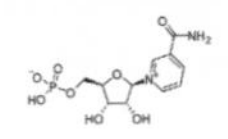

Lute-genR_on_proliferation_rate_and_telomere_length_in_vitro_and_possible_mechanism_of_action.September 2019.

11. 鎂：生理、臨床和分析方面的最新進展。Saris NE, Mervaala E, Karppanen H, Khawaja JA, Lewenstam A. Magnesium: an update on physiological, clinical, and analytical aspects. Clinica Chimica Actaeon 2000; 294:1-26.
12. 橄欖葉提取物對高中運動員上呼吸道疾病的影響：隨機對照試驗。2019 年 2 月 9 日 。https://www.ncbi.nlm.nih.gov/pmc/articles/PMC6412187/
13. 橄欖葉提取物抗癌作用的證據和未來方向。2016 年 8 月 。https://www.ncbi.nlm。 nih.gov/pmc/articles/PMC4997426/
14. NMN 背後的科學——一種穩定、可靠的 NAD+ 激活劑和抗衰老分子（2020 年 2 月出版）The Science Behind NMN–A Stable，Reliable NAD+ Activator and Anti-Aging Molecule (Published 2020 Feb)
15. 煙酰胺單核苷酸：一種通過靶向 NAD+ 代謝來治療多種疾病（2020 年 4 月出版）Nicotinamide Mononucleotide: A Promising Molecule for Therapy of Diverse Diseases by Targeting NAD+ Metabolism (Published 2020 Apr)
16. NAD+ 中間體：NMN 和 NR 的生物學和治療潛力（2017 年 12 月出版）NAD+ Intermediates: The Biology and Therapeutic Potential of NMN and NR (Published 2017 Dec)

17. 煙酰胺單核苷酸對腦生物能量代謝的多靶點作用（2019 年 1 月出版）Multi-targeted Effect of Nicotinamide Mononucleotide on Brain Bioenergetic Metabolism (Published 2019 Jan)

18. 口服煙酰胺單核苷酸對日本健康男性臨床參數和煙酰胺代謝物水平的影響（2019 年 11 月出版）Effect of oral administration of nicotinamide mononucleotide on clinical parameters and nicotinamide metabolite levels in healthy Japanese men (Published 2019 Nov)

19. 煙酰胺磷酸核糖基轉移酶作為衰老／衰老過程的關鍵分子（2021 年 4 月出版）Nicotinamide Phosphoribosyltransferase as a Key Molecule of the Aging/Senescence Process (Published 2021 Apr)

20. 老化和體內平衡。NMN 的年齡相關疾病及臨床應用（2017 年出版）Aging and homeostasis. Age-associated diseases and clinical application of NMN (Published 2017)

21. 煙酰胺單核苷酸腺苷酸轉移酶的結構和功能（2004 年 4 月出版）Structure and function of nicotinamide mononucleotide adenylyltransferase (Published 2004 Apr)

22. NMN/NaMN 腺苷酸轉移酶(NMNAT)蛋白家族（2009 年 1 月出版）The NMN/NaMN adenylyltransferase (NMNAT) protein family (Published 2009 Jan) NMN/NaMN

23. 煙酰胺單核苷酸可提高糖尿病前期女性的肌肉胰島素敏感性（2021 年 6 月發布）Nicotinamide mononucleotide increases muscle insulin sensitivity in prediabetic women (Published 2021 Jun)

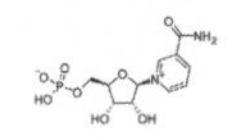

24. SS-31和NMN：改善老年心臟新陳代謝和功能的兩條途徑（2020年10月出版）SS-31 and NMN: Two paths to improve metabolism and function in aged hearts (Published 2020 Oct)

25. 煙酰胺單核苷酸的短期給藥可保持心臟線粒體穩態並預防心力衰竭（2017年11月出版）Short-term administration of Nicotinamide Mononucleotide preserves cardiac mitochondrial homeostasis and prevents heart failure (Published 2017 Nov)

26. 煙酰胺單核苷酸(NMN)通過 NAMPT和NF-κB p65信號通路保護bEnd.3 細胞免受 H 2 O 2 誘導的損傷（2021 年 3 月）Nicotinamide mononucleotide (NMN) protects bEnd.3 cells against H 2 O 2 -induced damage via NAMPT and the NF-κB p65 signaling pathway (2021 Mar)

27. 煙酰胺單核苷酸通過促進PGE 2降解抑制肝星狀細胞活化以預防肝纖維化（2021 年 1 月出版）Nicotinamide mononucleotide inhibits hepatic stellate cell activation to prevent liver fibrosis via promoting PGE 2 degradation (Published 2021 Jan)

28. 煙酰胺單核苷酸(NMN)在視網膜脫離光感受器退行性模型中的神經保護作用和作用機制（2020 年 12 月出版）Neuroprotective effects and mechanisms of action of nicotinamide mononucleotide (NMN) in a photoreceptor degenerative model of retinal detachment (Published 2020 Dec)

29. 補充煙酰胺單核苷酸(NMN)可改善母體肥胖對小鼠的影響：與

運動的比較（2017年11月出版）Nicotinamide mononucleotide (NMN) supplementation ameliorates the impact of maternal obesity in mice: comparison with exercise (Published 2017 Nov)

30. NAD+前體通過SIRT3依賴機制調節缺血後線粒體斷裂和活性氧的產生（2020年3月出版）NAD + precursor modulates post-ischemic mitochondrial fragmentation and reactive oxygen species generation via SIRT3 dependent mechanisms (Publsihed 2020 Mar)
31. 阿拉斯加野生藍莓的抗氧化水平：高、更高、最高（2013 年8月出版）The antioxidant level of Alaska's wild berries: high， higher and highest (Published 2013 Aug)
32. 綠茶和EGCG對心血管和代謝健康的影響。 J Am Coll Nutr。2007年8月。Effects of green tea and EGCG on cardiovascular and metabolic health. J Am Coll Nutr. 2007 Aug; 26(4):373S-388S. doi: 10.1080/07315724.2007.10719626.

All studies used are publicly available in https://www.ncbi.nlm.nih.gov/

使用的所有研究均可在 https://www.ncbi.nlm.nih.gov/ 上公開獲得

國家圖書館出版品預行編目

保健食品新革命：奈米口溶薄膜產品驚人功效,
改善人類生活方式 / 布魯克斯(Brooks Kimball
Yates), 王俊涵, 江晃榮著. -- 臺北市：美商
富淳國際股份有限公司台灣分公司, 2023.09
面； 公分
ISBN 978-626-97726-0-5(平裝)

1.CST: 健康食品 2.CST: 營養 3.CST: 奈米技術

411.373 112013878

保健食品新革命

──奈米口溶薄膜產品驚人功效，改善人類生活方式

作　　者／布魯克斯（Brooks Kimball Yates）、王俊涵、江晃榮
出版策劃／美商富淳國際股份有限公司台灣分公司
104 臺北市中山區南京東路2段11號6樓
電話：+886-2-2568-2652
排版設計／秀威資訊科技股份有限公司
114 台北市內湖區瑞光路76巷69號2樓
電話：+886-2-2796-3638
網路訂購／博客來網路書店：https://www.books.com.tw
三民網路書店：https://www.m.sanmin.com.tw
讀冊生活：https://www.taaze.tw

出版日期／2023年9月
定　　價／NT 380元